Huszar 基础心律失常和急性冠状动脉综合征袖珍指南

——解析和处理

Pocket Guide to Huszar's Basic Dysrhythmias and Acute Coronary Syndromes

Interpretation and Management

（第 4 版）

Huszar 基础心律失常和
急性冠状动脉综合征袖珍指南
——解析和处理

Pocket Guide to Huszar's Basic Dysrhythmias
and Acute Coronary Syndromes
Interpretation and Management
（第 4 版）

原　著　Keith Wesley

主　译　陈　晖　赵树梅

译　者　（按姓名汉语拼音排序）
　　　　　陈　晖　苏　文　赵树梅　周　力

北京大学医学出版社

HUSZAR JICHU XINLUSHICHANG HE JIXING GUANZHUANG-
DONGMAI ZONGHEZHENG XIUZHEN ZHINAN——JIEXI HE CHULI

图书在版编目(CIP)数据

Huszar 基础心律失常和急性冠状动脉综合征袖珍指南：
解析和处理：第 4 版/(美)卫斯理原著；陈晖，赵树梅译.
—北京：北京大学医学出版社，2014.9
书名原文：Pocket guide to Huszar's basic
dysrhythmias and acute coronary syndromes
interpretation and management，fourth edition
ISBN 978-7-5659-0936-8

Ⅰ.①H… Ⅱ.①卫…②陈…③赵… Ⅲ.①心律失常—诊疗
—指南②冠状血管—综合征—诊疗—指南
Ⅳ.①R541.7-62②R.543.3-62

中国版本图书馆 CIP 数据核字(2014)第 207361 号

北京市版权局著作权合同登记号：图字：01-2013-8639

Pocket Guide to Huszar's Basic Dysrhythmias and Acute Coronary Syndromes Inter-
pretation and Management, Forth Edition Keith Wesley
ISBN-13：978-0-323-03973-4
ISBN-10：0-323-03973-1
Copyright © 2011，2007，2002，1995 by Mosby，Inc.，an affiliate of Elsevier Inc.
Authorized Simplified Chinese translation from English language edition published
by Elsevier Inc.
Copyright © 2014 by Elsevier (Singapore) Pte Ltd and Peking University Medical
Press. All rights reserved.

Elsevier (Singapore) Pte Ltd.
3 Killiney Road
#08-01 Winsland House I
Singapore 239519

Tel：(65) 6349-0200
Fax：(65) 6733-1817
First Published 2014
2014 年初版
Published in China by Peking University Medical Press under special arrangement with
Elsevier (Singapore) Pte Ltd. This edition is authorized for sale in China only, excluding
Hong Kong SAR, Macao SAR and Taiwan. Unauthorized export of this edition is a violation
of the Copyright Act. Violation of this Law is subject to Civil and Criminal Penalties.

本书简体中文版由北京大学医学出版社与 Elsevier (Singapore) Pte Ltd. 在中国
境内(不包括香港及澳门特别行政区和台湾)合作出版。本版仅限在中国境内
(不包括香港及澳门特别行政区和台湾)出版及标价销售。未经许可之出口，视
为违反著作权法，将受法律之制裁。

**Huszar 基础心律失常和急性冠状动脉综合征袖珍指南——解析
和处理(第 4 版)**

主　译：陈　晖　赵树梅
出版发行：北京大学医学出版社
地　　址：(100191)北京市海淀区学院路 38 号　北京大学医学部院内
电　　话：发行部：010-82802230；图书邮购：010-82802495
网　　址：http://www.pumpress.com.cn
E - mail：booksale@bjmu.edu.cn
印　　刷：北京佳信达艺术印刷有限公司
经　　销：新华书店
责任编辑：高　瑾　刘陶陶　责任校对：金彤文　责任印制：李　啸
开　　本：787mm×1092mm　1/32　印张：6.75　字数：195 千字
版　　次：2014 年 9 月第 1 版　2014 年 9 月第 1 次印刷
书　　号：ISBN 978-7-5659-0936-8
定　　价：28.00 元

出版者致谢

编者要感谢本书第 4 版的审稿人，因为他们在完成和精雕这篇原稿的过程中给予了无价的帮助。

Janet Fitts，RN，BSN，CEN，TNS，EMT-P
Owner/Educational Consultant
Prehospital Emergency Medical Education
Pacific，Missouri
Paramedic/Training Officer
New Haven Ambulance District
New Haven，Missouri

Mark Goldstein，RN，MSN，EMT-P I/C
Emergency Services Operations Manager
Memorial Health System-Emergency & Trauma Center
Colorado Springs，Colorado

Kevin T. Collopy，BA，CCEMT-P，NREMT-P，WEMT
Lead Instructor
Wilderness Medical Associates
Flight Paramedic
Spirit MTS，St. Joseph's Hospital
Marshfield，Wisconsin

Robert L. Jackson，Jr.，BA，MAPS，MAR，NREMT-P，CCEMT-P
Paramedic
University of Missouri Healthcare
Columbia，Missouri

Ronald N. Roth，MD，FACEP
Professor of Emergency Medicine

University of Pittsburgh, School of Medicine
Medical Director, City of Pittsburgh
Department of Public Safety
Pittsburgh, Pennsylvania

Lynn Pierzchalski-Goldstein, PharmD
Clinical Coordinator
Penrose St. Francis Health System
Colorado Springs, Colorado

David L. Sullivan, PhD, NREMT-P
Program Director
Emergency Medical Services-Continuing Medical Education

St. Petersburg College-Health Education Center
Pinellas Park, Florida

Gilbert N. Taylor FF/NREMT-P, I/C
Fire Investigator
Bourne Fire and Rescue
Bourne, Massachusetts

我们还要感谢以前版本的审稿人，他们的辛勤劳动一直对本书的再版成功做出了贡献：Robert Carter，Robert Cook，Robert Elling，Timothy Frank，Glen A. Hoffman，Kevin B. Kraus，Mikel Rothenburg，Judith Ruple，Ronald D. Taylor，Glen Treankler 和 Andrew W. Stern。

译者前言

心电图自问世以来，至今已有一百多年的历史；它的出现成功地改变了临床诊断现状，已然成为临床医生诊断心血管疾病不可或缺的重要工具，具有不可替代的重要地位。目前心电图主要用于心律失常的诊断及心肌缺血的评估，为临床提供了非常有价值的诊断信息；因此，临床医生熟练、准确地掌握和运用这项关键技术非常重要。但是，心电图的正确判读具有专业性要求，需要基本电生理知识、病理生理知识及临床知识作为基础，因此对于医学生、初学者及非心内科医师，甚至所有医护人员都是一个挑战。

此本袖珍指南作为《Huszar 基础心律失常和急性冠状动脉综合征——解析和处理（第 4 版）》的口袋书配套出版，涵盖心电图解读要点和诊疗策略的速查手册。本书内容根据 2010 年版心血管急救（ECC）指南进行更新，涉及从基础解剖至最先进治疗技术的所有内容。本书对于医护临床实践以及课堂教学均是理想的参考书和工具书。

为了更好地翻译这本书，我们组织了工作在北京友谊医院心血管内科一线的临床医生，专业涉及临床基础、心电生理学和冠状动脉介入诊治等方面，经过不懈的努力，终于完成了全书的翻译。在翻译和校对过程中，得到北京大学医学出版社的大力支持，在此表示由衷的感谢。同时需要声明的是，随着医学技术的快速发展，今后书中有些内容可能会落后于认识的进展；另外，受到译者本身业务能力、理解能力和英文水平所限，书中可能存在部分不当之处，在此恳请读者的谅解。

北京友谊医院　陈　晖

原著前言

本书为医学生、护理专业学生和急诊医务工作者提供了解析心律失常的基本知识。通过本书的学习，可收获有关心律失常患者临床症状、体征和治疗等方面的知识。

随着心电图的出现，12 导联心电图已经成为检测和协助治疗急性冠状动脉综合征（ACS）的必要工具。正是基于这个原因，此版专门增加了解析 ACS 患者 12 导联心电图的章节，并为读者回顾了 ACS 的病理生理学，介绍了 ACS 患者的临床症状、体征、治疗等内容。

本版比前版包含更多关于解剖、生理学和病理生理学内容的介绍，有助于读者更好地理解特定的心律失常和冠状动脉综合征的病因。这些知识为读者提供了有效工具，可用于准确理解和处理已出现的心律失常和相关症状。

每种类型的心律失常在心电图上均呈现出特征性图形。这些图形可作为快速诊断的依据，其他相关内容可为判定这些特征提供更详细和深入的辅助信息。

大多数图例来自患者的心律记录，并不完全符合本书中所描述的所有典型特征，这是对心律失常心电图判读的挑战。因此，当分析心律记录的结果时，读者应考虑这方面的因素。

处理方案是基于美国心脏协会和美国心脏病学会推荐的最新信息。然而，由于科学的持续进步，以及医疗政策和协议的变化，读者应该遵循最新的治疗方案，且咨询当地的医疗专家，以确保所采取的治疗是最新的。

Keith Wesley，MD

出版说明

作者和出版者已经尽一切努力核查剂量和高级生命支持的内容，以求准确。本书的护理方案代表着美国的习惯做法，但它们并不是护理的标准。急诊护理的高级生命支持是在执业医师的指导职责范围内进行的。读者应当了解并遵循当地医学指导专家提供的护理规程；读者也应当关注急诊医疗规程的变化，包括由美国心脏协会发布和印刷的最新指南。

目 录

1

心电图基础

心脏解剖

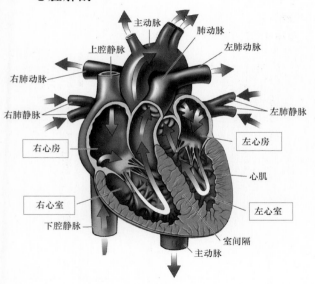

- 主动脉
- 肺动脉
- 左肺动脉
- 上腔静脉
- 右肺动脉
- 左肺静脉
- 右肺静脉
- 右心房
- 左心房
- 心肌
- 右心室
- 左心室
- 下腔静脉
- 室间隔
- 主动脉

心脏电传导系统

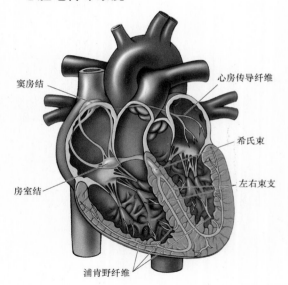

- 窦房结
- 心房传导纤维
- 希氏束
- 房室结
- 左右束支
- 浦肯野纤维

冠状动脉循环

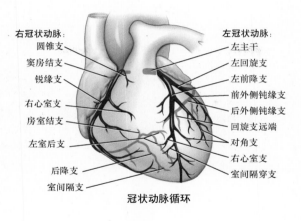

右冠状动脉：
圆锥支
窦房结支
锐缘支
右心室支
房室结支
左室后支
后降支
室间隔支

左冠状动脉：
左主干
左回旋支
左前降支
前外侧钝缘支
后外侧钝缘支
回旋支远端
对角支
右心室支
室间隔穿支

冠状动脉循环

心电图导联

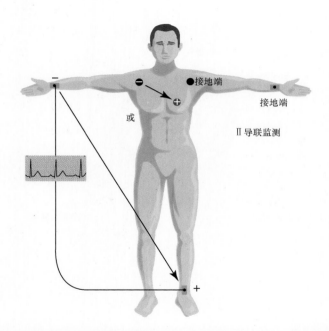

接地端

接地端

或

II 导联监测

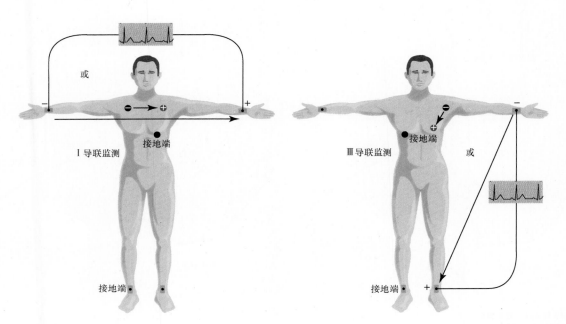

或

I 导联监测

接地端

接地端

III 导联监测

或

接地端

接地端

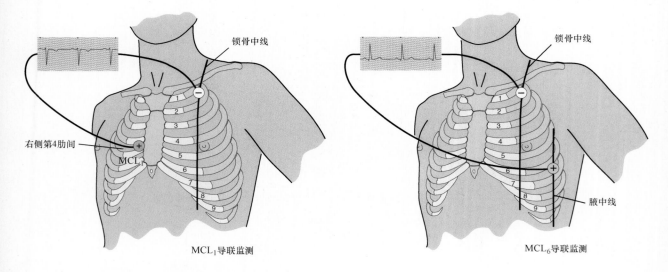

锁骨中线

右侧第4肋间

MCL₁

MCL₁导联监测

锁骨中线

腋中线

MCL₆导联监测

12 导联心电图

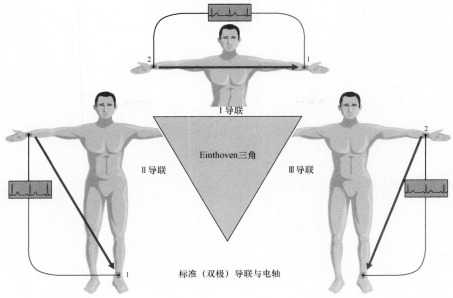

I 导联

Einthoven三角

II 导联   III 导联

标准（双极）导联与电轴

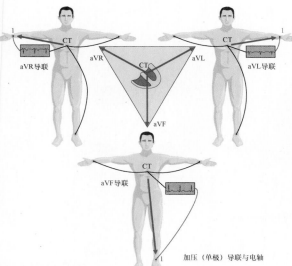

aVR导联

aVR

aVL导联

aVL

CT

aVF

aVF导联

加压（单极）导联与电轴

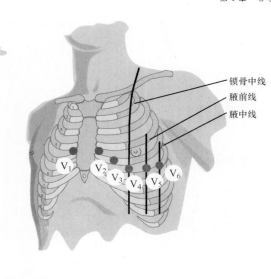

锁骨中线

腋前线

腋中线

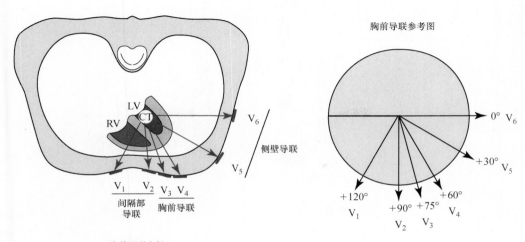

胸前导联参考图

胸前导联电轴

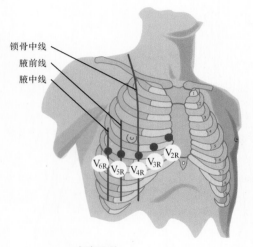

锁骨中线
腋前线
腋中线

V_{6R} V_{5R} V_{4R} V_{3R} V_{2R}

右胸导联

心电图成分

波形

P 波

QRS 波群

T 波

U 波

间期

QT 间期

RR 间期

段

ST 段

PR 段

波形

P 波

正常窦性 P 波

心电图特征:

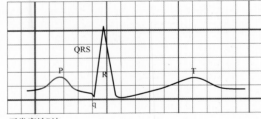

正常窦性P波

方向: Ⅱ 导联直立向上。

持续时间: ≤0.10s。

振幅: Ⅱ 导联 0.5～2.5mm。

形状: 光滑圆润。

P 波与 QRS 波群关系: 每个 P 波后跟随一个 QRS 波群,房室传导阻滞时例外。

PR 间期: 正常 (0.12～0.20s) 或异常 (>0.20s 或 <0.12s)。

起源: 窦房结。

意义: 代表左右心房从右上向左下正常除极。

异常窦性 P 波

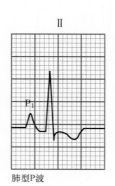

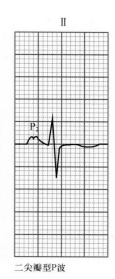

肺型P波

二尖瓣型P波

意义：代表受损或异常的心房除极，除极方向仍从右上到左下。

异常 P 波出现在以下情况：

- 慢性阻塞性肺疾病、哮喘持续状态、急性肺栓塞、急性肺水肿导致的右心房压力增高、右心房扩张及肥大（右心房负荷过重），可见 II、III、aVF 导联 P 波高尖对称（肺型 P 波）、$V_1 \sim V_2$ 导联 P 波双向。

- 窦性心动过速（P 波变高）。

- 高血压、二尖瓣及主动脉瓣疾病、急性心肌梗死及左心衰竭继发的肺水肿所导致的左心房压力增高、左心房扩张及肥大（左心房负荷过重），可见 I、II、$V_4 \sim V_6$ 导联 P 波宽大有切迹（二尖瓣型 P 波）、$V_1 \sim V_2$ 导联 P 波双向。

- 电冲动通过左右心房间隔传导时受阻或延迟，可见宽大有切迹的 P 波。

起源：窦房结。

心电图特征

方向：Ⅱ导联直立向上。

持续时间：正常（≤0.10s）或异常（>0.10s）。

振幅：正常Ⅱ导联0.5~2.5mm或异常（>2.5mm），肺型P波振幅≥2.5mm。

形状：可以高尖对称（肺型P波）或宽大有切迹（二尖瓣型P波），V_1~V_2导联P波可以双向。

P波与QRS波群关系：每个P波后跟随一个QRS波群，房室传导阻滞时例外。

PR间期：正常（0.12~0.20s）或异常（>0.20s或<0.12s）。

异位 P 波（提前发生的 P 波或 P′波）

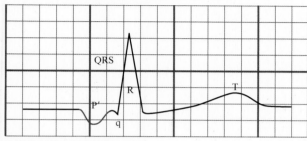

异位P波(提前发生的P波或P′波)

意义：代表心房除极的方向或顺序异常，除极方向及顺序依赖于异位起搏点的位置。

- 如果异位起搏点位于右心房的上部或中部，心房除极方向仍然是正常的（从右上到左下）。
- 如果异位起搏点位于右心房的下部或靠近房室结或位于左心房，心房除极方向将从左下到右上（逆向

心房除极），如果异位起搏点位于房室交界处或位于心室，电冲动将向上传导经过房室交界处到心房。

异位 P 波发生在多种房性、交界性及室性心律失常，包括以下情况：

- 游走性心房起搏点。
- 心房期前收缩。
- 房性心动过速。
- 交界性期前收缩。
- 交界性逸搏心律。
- 非阵发性交界性心动过速。
- 阵发性室上性心动过速。
- 室性期前收缩（偶尔）。

起源：心房中非窦房结的异位起搏点或房室交界处或心室。

心电图特征

方向：

- 如果异位起搏点位于右心房的上部或中部，Ⅱ导联

P 波通常直立向上，类似正常窦性 P 波。

- 如果异位起搏点位于或靠近房室结或位于左心房，或位于房室交界处、心室，Ⅱ 导联 P 波是负向的。

持续时间：大于、等于或小于 0.10s。

振幅：Ⅱ 导联通常 <2.5mm，有时会 >2.5mm。

形状：可以平滑圆润，也可以高尖或有切迹。

P 波与 QRS 波群关系：P 波可以领先于或埋藏于或跟随着 QRS 波群。

P′R 或 RP′ 间期：

- 异位起搏点位于右心房的上部或中部：0.12～0.20s。
- 位于右心房的下部或靠近房室结：略 <0.12s。
- 位于房室交界处上部：<0.12s。
- 位于房室交界处下部或心室：通常 <0.12s。

QRS 波群

正常 QRS 波群

意义：代表左右心室正常除极，从室间隔开始由左向右除极产生 Q 波，继续心室除极从心内膜向心外膜，产生 R 波及 S 波。

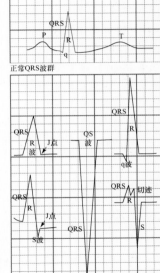

正常QRS波群

成分

起源：窦房结、心房或房室交界处的异位起搏点或逸搏点。

心电图特征

组成：QRS 波群由以下一个或一个以上的正向波（R 波）和负向波（Q、S、QS 波）组成。

- Q 波：QRS 波群中第一个负向波，且不跟随在 R 波之后。
- R 波：QRS 波群中第一个正向波，接下来的正向波被称为 R′ 波、R″ 波等。
- S 波：QRS 波群中跟随在 R 波后的负向波，接下来的负向波被称为 S′ 波、S″ 波等。
- QS 波：整个 QRS 波群仅由一个独立的大负向波构成。

注意：尽管 QRS 波群中只有一个 Q 波，但可以有多个 R、S 波。

- **切迹**：R 波上的切迹是一个位于基线以上的小负向波，S 波上的切迹是一个位于基线以下的小正向波。

构成波群的大波用大写字母（QS、R、S）表示，小于大波振幅一半的小波用小写字母（q、r、s）表示。因此，根据波群大小使用大小写字母可以使心室的除极波被描述得更准确（如 qR、Rs、qRs）。

方向：可以以正向为主、负向为主或者正负向波相等。

持续时间：

- QRS 波群：成人 ≤0.12s（0.06～0.12s），儿童 ≤0.08s 短一些。
- Q 波：≤0.04s。

心室激动时间（VAT）：从 QRS 波群起始到 R 波高峰点的时间，通常 ≤0.05s，但当左心室肥大时可能会 >0.05s。

振幅：Ⅱ 导联 R 波或 S 波振幅可为 1～2mm 至 15mm 以上，正常 Q 波比其后的 R 波要低 25%。

形状：QRS 波群一般窄而尖。

J 点：QRS 波群的终点，与 ST 段的过渡点。

异常 QRS 波群

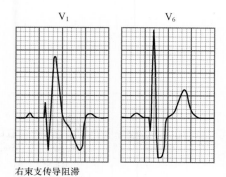

右束支传导阻滞

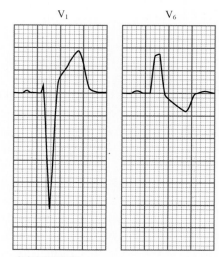

左束支传导阻滞

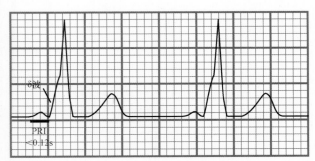

心室预激

意义：代表心室异常除极，可由以下情况导致：

● 室内传导受阻：最常见的类型是右束支或左束支传导阻滞；其次是非特异性弥漫性室内传导缺陷，常见于心肌梗死、纤维化、心肌肥厚；也可见于电解质紊乱，如低血钾和高血钾；心脏药物如奎尼丁、普鲁卡因胺、氟卡尼等的过度使用；及室上性心律和心律失常。

● 心室内异常传导：电冲动在通过束支传导时短暂延迟，常由提前出现的电冲动遇到尚未完全恢复正常传导能力的束支时导致，结果形成一个异常宽大QRS波群，类似不完全或完全的束支传导阻滞。心室内异常传导最常见于房性或交界性期前收缩及室上性心动过速时。

- 心室预激：从心房或房室交界处传来的电冲动通过房室交界旁边的道路（房室旁道）传导引起心室提前除极——经典型心室预激，结果是 PR 间期正常（0.09～0.12s），QRS 波群增宽（≥0.10s），伴有 R 波起始或 S 波行程中的顿挫波——δ波。另一种预激综合征是结室/束支室预激，涉及一条位于房室结下部或希氏束与心室之间的旁道，也可引起异常增宽带有 δ 波的 QRS 波群，但是其 PR 间期是正常的。
- 室性心律失常：起源于位于束支浦肯野纤维网或心室肌的心室异位起搏点或逸搏点的心律失常。

心电图特征：

构成：与正常 QRS 波群相同。另外，如果存在心室预激，起始处的 δ 波通常是存在的。

方向：可以以正向为主、负向为主或者正负向波相等。

持续时间：≥0.12s

振幅：1～2mm 至 20mm 以上变化。

形状：多种多样，从正常的窄且尖形（如不完全性束支传导阻滞、心室内异常传导、起源于束支的室性心律失常）到宽大畸形有切迹的形状（如完全性束支传导阻滞、室内异常传导、起源于浦肯野纤维网或心室肌的室性心律失常）。

T 波

正常 T 波

意义：代表心室从心外膜到心内膜正常除极。

心电图特征：

方向： Ⅱ 导联直立向上。

持续时间： 0.10～0.25s 或更长。

振幅： 标准导联上＜5mm。

形状： 高尖或钝圆，轻微对称，上升支比下降支长。

T 波与 QRS 波群的关系： T 波通常跟随在 QRS 波群之后。

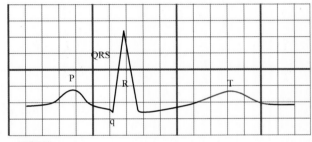

正常T波

异常 T 波

意义：代表心室异常除极，既可以像正常时一样从心外膜到心内膜除极，但是速度稍慢产生 Ⅱ 导联上异常高而直立的 T 波，或者从心内膜到心外膜除极，产生 II 导联负向 T 波。异常心室除极可以发生在下列情况：

- 心肌缺血、急性心肌梗死、心肌炎、心包炎
- 心室扩大（肥厚）
- 电解质紊乱（如血钾过高）
- 使用某些特定心脏药物（如奎尼丁、普鲁卡因胺）
- 束支传导阻滞和异位室性心律失常
- 在运动员及一些过度通气的人群中

心电图特征：

方向： II 导联可以正向但偏高或偏低，可以负向或者双向（部分正向、部分负向）。异常 T 波可以与 QRS 波群同向或者异向。跟随在异常 QRS 波群后面的 T 波通常与 QRS 波群方向相反，异常高且宽。

持续时间： 0.10～0.25s 或更长。

振幅： 多变。

形状： 钝圆或高尖，或宽大有切迹。

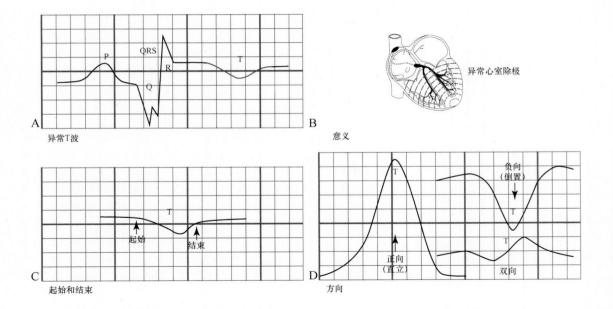

A 异常T波

B 意义
异常心室除极

C 起始和结束
起始 结束

D 方向
正向（直立） 负向（倒置） 双向

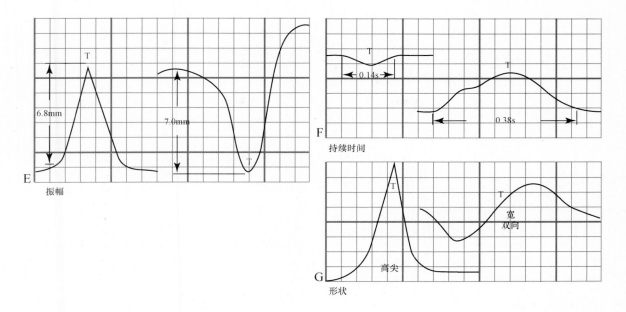

E 振幅

F 持续时间

G 形状

U 波

意义：可能代表小部分心室在大部分左右心室除极之后的终末除极（如乳头肌或室间隔）。异常高的 U 波可以发生在下列情况：

- 低血钾
- 心肌病、左心室肥大
- 洋地黄、奎尼丁、普鲁卡因胺、胺碘酮的过度使用

心电图特征：

位置：在 T 波的降支上或者跟随在 T 波之后。

方向：Ⅱ导联通常正向，与前面的 T 波同向。异常的 U 波可以正向或负向。

持续时间：不一定。

振幅：Ⅱ导联上正常时＜2mm，比之前的 T 波小。高于 2mm 的 U 波常被认为是异常表现。

形状：圆形对称。

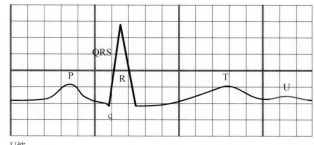

U波

间期

QT 间期

正常 QT 间期

意义：代表心室除极开始到复极结束（即心室不应期），意味着心室的复极是正常的。

心电图特征：

起止：起自 QRS 波群的始点，终于 T 波的终点。

持续时间：取决于心率，心率快时 QT 间期短，心率慢时 QT 间期长。正常时，QT 间期比 RR 间期的一半稍短一点，比 RR 间期的一半长的 QT 间期是异常的，与 RR 间期的一半近似的处于临界。各 QT 间期持续时间是否相等取决于潜在节律。在给定心率下期待的 QT 间期平均持续时间称为校正 QT 间期。校正 QT 间期加减 10％ 的数值见右表。无论心率多少，QT 间期大于 0.45s 被认为是异常的。

QTc 间期		
心率（次/分）	RR 间期（s）	QTc 间期和正常范围（s）
40	1.5	0.46（0.41～0.51）
50	1.2	0.42（0.38～0.46）
60	1.0	0.39（0.35～0.43）
70	0.86	0.37（0.33～0.41）
80	0.75	0.35（0.32～0.39）
90	0.67	0.33（0.30～0.36）
100	0.60	0.31（0.28～0.34）
120	0.50	0.29（0.26～0.32）
150	0.40	0.25（0.23～0.28）
180	0.33	0.23（0.21～0.25）
200	0.30	0.22（0.20～0.24）

注意：QT 间期应在 T 波最显著不受 U 波干扰的导联上进行判断，QT 间期不包括 U 波。此外，QT 间期的测量是假定在 QRS 波群持续时间正常且平均值为 0.08s 的基础上的。如果 QRS 波群因任何原因宽于 0.08s，实际测得的

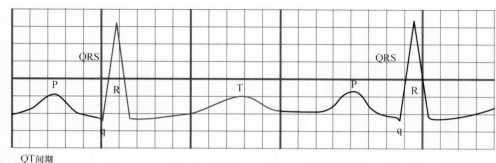

QT 间期应该减掉多于 0.08s 的部分，以获得校正的 QT 间期。

异常 QT 间期

意义：代表心室复极速度异常，较正常或慢或快。异常延长的 QT 间期，即超过任意给定心率情况下的平均 QT 间期 10%，意味着心室复极速度变慢。可发生在以下情况：

- 电解质紊乱（低钾、低钙）
- 药物过量（如奎尼丁、普鲁卡因胺、丙吡胺、胺碘酮、吩噻嗪类、三环类抗抑郁药），因过量使用奎尼丁、普鲁卡因胺、丙吡胺等抗心律失常药物引起 QT 间期延长，可能会引发尖端扭转型室速
- 液体蛋白质饮食
- 心包炎、急性心肌炎、急性心肌梗死、左心室肥大
- 低体温
- 中枢神经系统紊乱〔如脑血管意外（CVA）、蛛网膜下腔出血、颅内创伤〕
- 不明原因（特发性）
- 缓慢性心律失常（如明显的窦性心动过缓、三度房室传导阻滞伴室性逸搏心律）

异常变短的 QT 间期，即低于任意给定心率情况下的平均 QT 间期 10%，意味着心室复极速度变快。可发生在以下情况：

- 洋地黄治疗
- 高钙血症

心电图特征

起止：与正常 QT 间期相同。

持续时间：比任意给定心率下的校正 QT 间期长或短 10%。无论心率如何，长于 0.45s 的 QT 间期都被认为是异常的。

RR 间期

意义：代表两个连续的心室除极之间的时间，也是心房、心室发生一次舒张的时间（一次心脏周期）。

心电图特征

起止：起于 R 波顶峰，止于下一个 R 波顶峰。

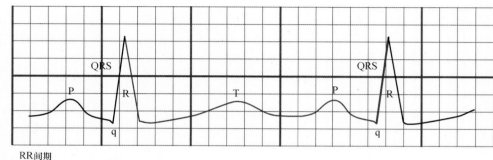

RR间期

持续时间：取决于心率，当心率变快时 RR 间期变短，心率变慢时 RR 间期变长（如心率 120 次/分，RR 间期 0.50s；心率 60 次/分，RR 间期 1.0s）。各 RR 间期可以相等或不等，取决于潜在节律。

PR 间期

正常 PR 间期

意义：代表从心房除极到心室除极的时间，在此期间电冲动从窦房结或心房的异位起搏点通过电传导系统向前不延搁地传导到心室肌。PR 间期包括 P 波和 PR 段。

心电图特征：

起止：起于 P 波顶峰，止于 QRS 波群起始。

持续时间：在 0.12～0.20s 之间变动，取决于心率。当心率变快时 PR 间期变短，心率变慢时 PR 间期变长（如心率 120 次/分，RR 间期 0.12s；心率 60 次/分，RR 间期 0.16s）。

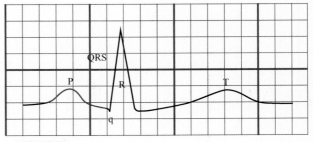

正常 PR 间期

异常 PR 间期

意义：代表电冲动从窦房结或室上性的异位起搏点、逸搏点通过电传导系统向前不正常地传导至心室肌。可以长于 0.20s 或短于 0.12s。

- 当长于 0.20s 时，代表电冲动通过房室结、希氏束或较少见的束支传导时的延迟——房室传导阻滞
- 当短于 0.12s 时，代表下列情况之一：
  a. 电冲动起源于心房上靠近房室结的异位起搏点或房室交界区的异位起搏点、逸搏点，两种情况下 Ⅱ 导联上 P 波都是负向的
  b. 电冲动经过房室旁路或者房室结旁路从心房向心室异常传导，这些预激综合征情况下的 Ⅱ 导联上 P 波通常是正向的。心室预激时 QRS 波群异常增宽，有一个 δ 波，心房希氏束预激时 QRS 波群是正常的

心电图特征

起止：与正常 PR 间期
（PRI）相同。

持续时间：长于 0.20s
或短于 0.12s。

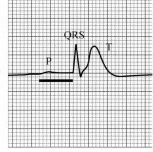

异常延长的PR间期

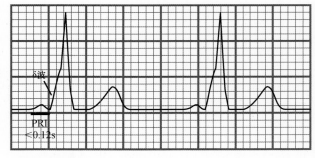

异常缩短的PR间期

节段

ST 段

正常 ST 段

意义：代表左右心室正常复极早期。

心电图特征

起止：起于 QRS 波群末端，即交界点或 J 点，止于 T 波开始。

持续时间：≤0.20s，取决于心率，当心率变快时 PR 间期变短，心率变慢时 PR 间期变长。

振幅：正常时平坦（等电位），但是可能会轻微抬高或者压低<1.0mm，不超过 QRS 波群的 J 点后 0.04s（1 个小格）仍属正常。

表现：如果轻微升高，可能是平的、凹的或弓形的。如果轻微压低，可能是平的、斜向上或斜向下的。

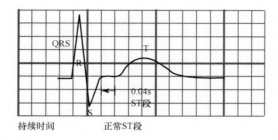

持续时间　　　正常ST段

异常 ST 段

意义：代表左、右心室异常复极早期，心肌缺血或急性心肌梗死、心包炎、低体温时的常见结果，也可出现在心室纤维化、室壁瘤、左心室肥大、洋地黄类药物使用时。ST 段抬高也可以发生在正常情况下，如"早复极"。

心电图特征

起止：与正常 ST 段相同。

持续时间：≤0.20s，取决于心率，当心率变快时 ST 间期变短，心率变慢时 ST 间期变长。

振幅：在 QRS 波群的 J 点后 0.04s（1 个小格），抬高或者压低≥1.0mm。

表现：如果升高，可能是平的、凹的或弓形的。如果压低，可能是平的、斜向上或斜向下的。

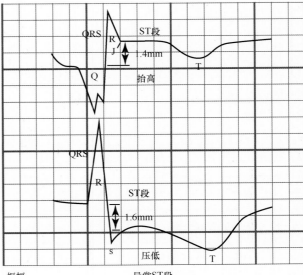

振幅　　　　　　　　　　　　异常ST段

PR 段

意义：代表从心房除极终末到心室除极开始的时间，在此期间电冲动从房室结经过希氏束、束支、浦肯野纤维网传到心室肌。

心电图特征

起止：起于 P 波终末，止于 QRS 波群起始。

持续时间：正常时在接近 0.02～0.10s 之间变动，如果电冲动在经过房室结、希氏束、束支传导时存在延迟，持续时间可以＞0.10s。

振幅：正常时平坦（等电位）。

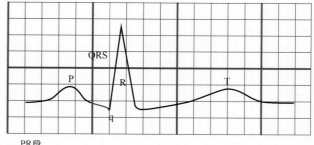

PR段

正常心电图构成

P 波：正常时每个 P 波后跟随着一个 QRS 波群。

方向：Ⅰ、Ⅱ、aVF、V₄～V₆ 导联直立向上，aVR 导联负向，Ⅲ、aVL、V₁～V₃ 导联正向、负向或双向。

持续时间：≤0.10s。

振幅：Ⅱ 导联 0.5～2.5mm。

形状：平滑圆润。

QRS 波群：≤0.12s，波形窄而尖。

Q 波：持续时间≤0.04s，高度≤R 波的 25%。

心室激动时间：≤0.05s。

T 波：标准肢体单极导联振幅＜5mm，胸前导联＜10mm。

PR 间期：0.12～0.20s。

QT 间期：小于 RR 间期的一半。

ST 段：平坦，但是可能会抬高或者压低＜1.0mm，不超过 J 点后 0.04s（1 个小格）。

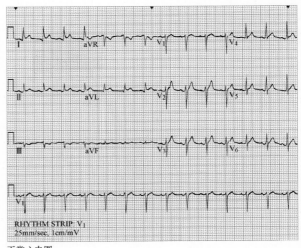

RHYTHM STRIP: V₁
25mm/sec, 1cm/mV

正常心电图

心电图电轴

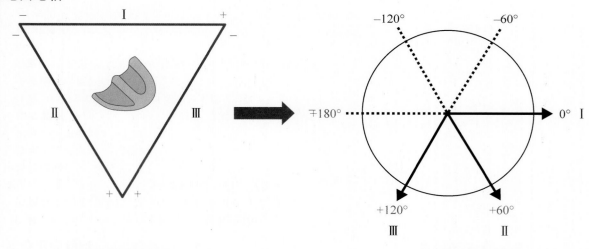

Einthoven等边三角形
基于 I、II、III 导联

I、II、III 导联的三轴参考图

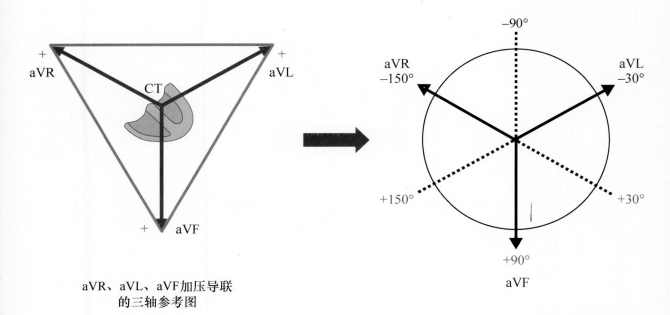

aVR、aVL、aVF加压导联
的三轴参考图

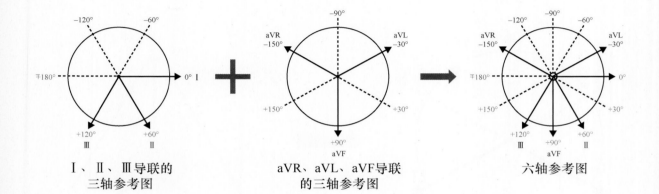

Ⅰ、Ⅱ、Ⅲ导联的
三轴参考图

aVR、aVL、aVF导联
的三轴参考图

六轴参考图

判断 QRS 电轴的三导联方法

三导联方法是用Ⅰ、Ⅱ、aVF 导联，有些特殊情况下再加上 aVR 导联来决定 QRS 电轴的大概位置，以快速识别左右电轴的偏差。

判断 QRS 波群在Ⅰ、aVF、Ⅱ导联的正负方向，如果Ⅰ导联是负向的话再加上判断 aVR 导联。

如果Ⅰ导联是正向的：

A. aVF 和Ⅱ导联主波方向是正向，则 QRS 电轴在 0°～+90°之间。

B. aVF 导联主波方向是负向，Ⅱ导联主波方向是正向，QRS 电轴在－30°～0°之间。

C. aVF 导联主波方向是负向，Ⅱ导联正负向相等，QRS 电轴为－30°。

D. aVF 和Ⅱ导联主波方向是负向，则 QRS 电轴在－90°～－30°之间。

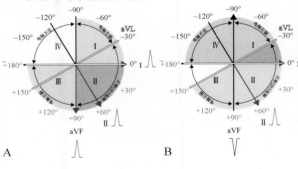

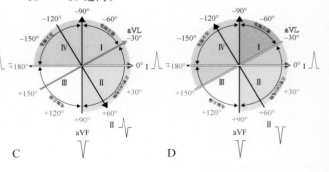

如果 I 导联是正负向相等的：

E. aVF 和 II 导联主波方向是负向，则 QRS 电轴为 −90°。

F. aVF 和 II 导联主波方向是正向，则 QRS 电轴为 +90°。

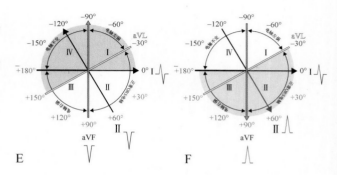

如果Ⅰ导联是负向的：

G（1）aVF和Ⅱ导联主波方向是正向，则QRS电轴在+90°～+150°之间。

G（2）如果同时aVR导联主波方向是正向，则QRS电轴在+120°～+150°之间。

H. aVF导联主波方向是正向，Ⅱ导联正负向相等，QRS电轴为+150°。

I. aVF和Ⅱ导联主波方向是负向，则QRS电轴在-180°～-90°之间。

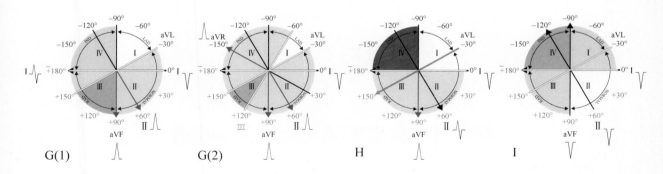

三步法总结

字母	导联				QRS 轴的定位
	I	aVF	II	aVR	
A	+	+	+		$0°\sim+90°$
B	+	−	+		$-30°\sim0°$
C	+	−	±		$-30°$
D	+	−	−		$-90°\sim-30°$
E	±	−	−		$-90°$
F	±	+	+		$+90°$
G (1)	−	+	+		$+90°\sim+150°$
G (2)	−	+	+	+	$+120°\sim+150°$
H	−	+	±		$+150°$
I	−	−	−		$-180°\sim-90°$

＋，正向为主；－，负向为主；±，正负双向

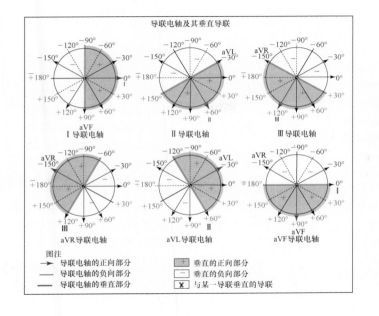

导联电轴及其垂直导联

I 导联电轴

II 导联电轴

III 导联电轴

aVR 导联电轴

aVL 导联电轴

aVF 导联电轴

图注

→ 导联电轴的正向部分

— 导联电轴的负向部分

— 导联电轴的垂直部分

▦ 垂直的正向部分

▭ 垂直的负向部分

Ⅹ 与某一导联垂直的导联

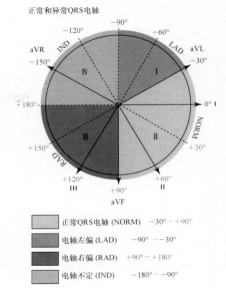

正常和异常QRS电轴

▭ 正常QRS电轴 (NORM)　−30° ~ +90°

▦ 电轴左偏 (LAD)　−90° ~ −30°

▦ 电轴右偏 (RAD)　+90° ~ +180°

▦ 电轴不定 (IND)　−180° ~ −90°

心电图解读的八步曲

以下是对解读心电图以判断是否存在心律失常及心律失常特征步骤的概述，心电图的解读可根据以下顺序或者依据当地医院及院前处理的既定方案进行。

判断心律失常的存在

第一步：判断心率。

第二步：判断节律是否规整。

分类为规整、有规律的不规整、完全不规整。

第三步：识别并分析 P、P′、F、f 波。

1. 识别 P、P′、F、f 波。

2. 判断心房率及节律。

3. 注意 P、P′、F、f 波与 QRS 波群之间的关系。

第四步：判断 PR 间期、RP′间期和房室传导比例。

1. 判断 PR（或 RP′）间期。

2. 评估各 PR（或 RP′）间期是否相等。

3. 判断房室传导比例。

第五步：识别并分析 QRS 波群

1. 识别 QRS 波群。

2. 注意 QRS 波群的持续时间及形状。

3. 评估各 QRS 波群是否相同。

第六步：判断心律失常起源位置。

第七步：判断心律失常类型。

第八步：评估心律失常的临床意义，以下是解读 12 导联心电图以判断是否存在急性冠状动脉综合征步骤的概述，心电图的解读可根据以下顺序或者依据当地医院及院前处理的既定方案进行。

急性冠状动脉综合征的识别

第一步：识别异常抬高或压低的 ST 段及涉及的导联。

第二步：识别异常高或倒置的 T 波及涉及的导联。

第三步：识别 Q 波及涉及的导联。

第四步：识别异常高、减低或消失的 R 波及涉及的导联。

第五步：根据以上分析，判断出下图中所列出的急性冠状动脉综合征。

1. 心肌缺血、损伤、梗死的存在及其位置。

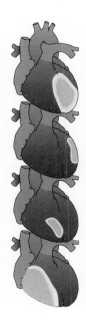

心脏表面	对应导联
前壁	$V_1 \sim V_4$导联
侧壁	Ⅰ、aVL、V_5、V_6导联
下壁	Ⅱ、Ⅲ、aVF导联
右室	V_{4R}导联

2

心律失常的鉴别

正常窦性心律
（NSR）

心率：60～100 次/分。

节律：基本规整。

P 波：Ⅱ 导联直立向上；形态一致，位于 QRS 波群前。

PR 间期：正常（0.12～0.20s）；恒定。

RR 间期：相等。

QRS 波群：通常正常（0.12s 或者稍短），除非预先存在室内传导延迟。

激动起源部位：窦房结。

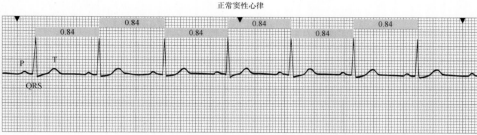

正常窦性心律

正常窦性心律 (NSR)

治疗：无。

　　最常见的室内传导延迟为右束支或左束支传导阻滞，比较少见的形式则是非特异性室内传导障碍，见于心肌梗死、心肌纤维化、心肌肥厚、电解质紊乱（如低钾或高钾血症），以及过度使用奎尼丁、普鲁卡因胺等治疗心脏疾病的药物。

窦性心律不齐

心率：60～100 次/分，典型表现是吸气时心率加快，呼气时心率减慢。

节律：相对不规整。

P 波：Ⅱ 导联直立向上；形态一致，位于每一 QRS 波群前。

PR 间期：正常（0.12～0.20s）；恒定。

RR 间期：不相等，吸气时变短，呼气时变长。

QRS 波群：通常正常（0.12s 或者稍短），除非预先存在室内传导延迟。

激动起源部位：窦房结。

治疗：无。

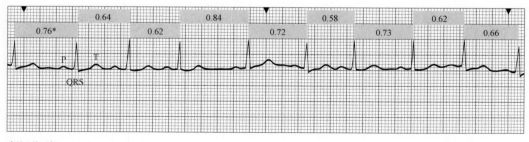

窦性心律不齐

窦性心动过缓

心率：<60 次/分。

节律：基本规整。

P 波：Ⅱ 导联直立向上；形态一致，位于每一 QRS 波群前。

PR 间期：正常（0.12～0.20s）；恒定。

RR 间期：相等。

QRS 波群：通常正常（0.12s 或者稍短），除非预先存在室内传导延迟。

激动起源部位：窦房结。

治疗：见第 3 章，94 页。

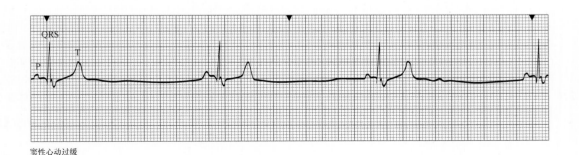

窦性心动过缓

窦性停搏和窦房传出阻滞

心率：60~100 次/分，或者稍少。

节律：不规整（当出现窦性停搏或窦房传出阻滞时）。

P 波：缺失（当出现窦性停搏或窦房传出阻滞时，P 波脱落）。

PR 间期：缺失（当出现窦性停搏或窦房传出阻滞时）。

RR 间期：不相等（当出现窦性停搏或窦房传出阻滞时）。

QRS 波群：通常正常（0.12s 或者稍短），除非预先存在室内传导延迟。

激动起源部位：窦房结。

治疗：见第 3 章，94 页。

窦性停搏和窦房传出阻滞

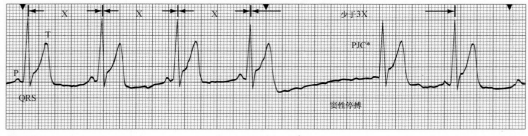

窦性停搏

窦性停搏

窦性心动过速

心率：>100 次/分，最高可达 180 次/分。

节律：基本规整。

P 波：形态正常或比正常稍高尖；Ⅱ 导联直立向上；形态一致，位于 QRS 波群前。

PR 间期：正常（0.12~0.20s）；恒定。

RR 间期：通常相等，但偶尔稍有差异。

QRS 波群：通常正常（0.12s 或者稍短），除非预先存在室内传导延迟，或者存在室内差异性传导。

激动起源部位：窦房结。

治疗：没有特效的治疗方法。见第 3 章，97 页。

电冲动沿着束支传导时，一个短暂的延迟可以产生一个异常增宽的 QRS 波群，这是由于这个电冲动过早到达，此时部分束支尚处于不应期，因而不能正常传导电冲动。QRS 波群可能呈现右束支或左束支传导阻滞的形态，或者是右束支与左前或左后分支阻滞融合的形态。

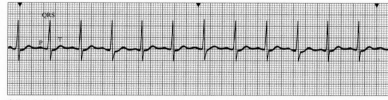

窦性心动过速

游走性房性起搏 (WAP)

心率：通常 60～100 次/分，也可能稍少。

节律：通常不规整。

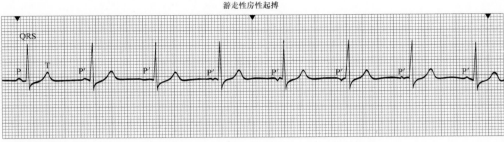

游走性房性起搏

游走性房性起搏 (WAP)

P 波：大小、形状、方向逐渐改变，即开始是正向 P 波，在一系列搏动后逐渐变成异常的小 P 波甚至负向 P′ 波，然后再回到正常 P 波；P 波位于 QRS 波群前。

PR 间期：不相等，在 0.12s 到 0.20s 这个正常区间内变动。

RR 间期：通常不相等。

QRS 波群：通常正常（0.12s 或者稍短），除非预先存在室内传导延迟。

激动起源部位：在窦房结和心房或房室交界处的异位起搏点之间前后移动。

治疗：没有特效的治疗方法。

房性期前收缩

心率：同基本心率。

节律：不规整（当房性期前收缩出现时）。

P′波：P′波提早出现，早于下一个预期出现的窦性P波。期前出现的异位P′波，其大小、形状、方向取决于异位起搏点的位置，如P′波后跟随着相应的QRS波群称为下传的房性期前收缩，如P′波单独出现，未跟随着QRS波群，则称为未下传的、脱落的或阻滞的房性期前收缩。

PP间期：PP′间期（联律间期）通常比正常短，P′P间期与正常心律时的PP间期相等或者稍长。一般来说，代偿间歇是不完全的（即PP′间期与P′P间期之和小于正常心律时PP间期的2倍）。极少数情况下，代偿间歇完全（即PP′间期与P′P间期之和等于正常心律时PP间期的2倍）。

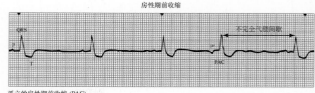

孤立的房性期前收缩（PAC）

P′R间期：正常（0.12～0.20s），不同房性期前搏动之间可能稍有变化。

RR间期：不相等（当房性期前收缩出现时）。

QRS波群：通常正常（0.12s或者稍短），与正常心律时相似。如果存在室内差异性传导，QRS波群可能会增宽、变形，类似于室性期前收缩波形，称为房性期前收缩伴室内差异性传导。

激动起源部位：心房异位起搏点。

治疗：见第3章，111页。

房性期前收缩的类型

偶发房性期前收缩：房性期前收缩每分钟 <5 次。

频发房性期前收缩：房性期前收缩每分钟 ≥5 次。

孤立房性期前收缩：单个出现的房性期前收缩。

成组房性期前收缩：两个或更多房性期前收缩连续出现。

成对房性期前收缩（偶联）：连续出现两个房性期前收缩。

房性心动过速：连续出现 3 个或 3 个以上的房性期前收缩。

房性二联律：每个房性期前搏动与窦性搏动交替出现。

房性三联律/四联律：每 2 个或 3 个窦性搏动后分别出现一次房性期前搏动。

Ⅱ 导联

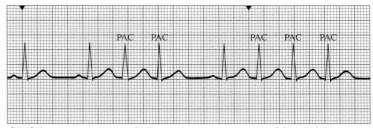

成组搏动　　　　　偶联　　　　　房性心动过速

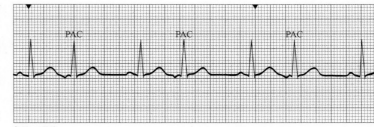

房性二联律

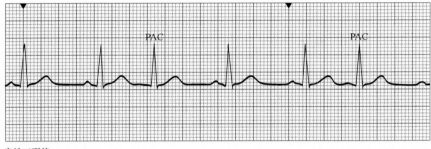

PAC   PAC

房性三联律

房性心动过速［异位房性心动过速，多源性房性心动过速（MAT）］

心率：通常 160～240 次/分

节律：基本规整，渐起渐止。

P′波：P′波通常位于 QRS 波群前，如起源于窦房结附近的心房，则 Ⅱ 导联 P′波直立向上；如起源于房室交界处的心房，则 Ⅱ 导联 P′波倒立。异位房性心动过速时任一导联上的 P′波形态通常一致；而多源性房性心动过速时，P′波的大小、形状、方向在同一导联也会变化。当 P′波后没有 QRS 波群时，称为房性心动过速伴传导阻滞（如 2：1、3：1、4：1 下传）。P′波常埋藏于其前一个 T 波、U 波或 QRS 波群中。

P′R 间期：异位房性心动过速时，P′R 间期通常正常（0.12～0.20s），恒定；多源性房性心动过速时，任一特定导联 P′R 间期可从 0.20s 到＜0.12s 之间轻微变动。

RR 间期：异位房性心动过速而无传导阻滞时，RR 间期通常相等；多源性房性心动过速及房性心动过速伴传导阻滞时，RR 间期可出现变化。

QRS 波群：通常正常（0.12s 或者稍短），除非预先存在室内传导延迟或室内差异性传导或心室预激。如果增宽、变形的 QRS 波群仅出现于房性心动过速时，这种心律失常称为房性心动过速伴室内差异性传导，这种心动过速常需与室性心动过速鉴别。

激动起源部位：心房内异位起搏点。如果存在一个异位起搏点，这个心律失常称为异位房性心动过速；当存在 3 个或更多异位起搏点时，称为多源性房性心动过速。

治疗：见第 3 章，98～99 页。

从心房传到心室的电信号如果通过房室结之外的房室旁路传导，可引起心室的预先激动，通常将会导致 PR 间期缩短（0.09～0.12s）、QRS 波群增宽（>0.12s）及 R 波起始部具有预激波（δ波）。

房性心动过速
（异位房性心动过速、多源性房性心动过速）

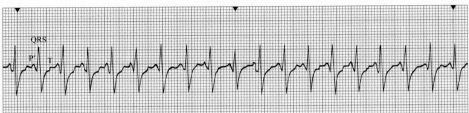

异位房性心动过速

心房扑动

心率：心房率 F 波 240～360 次/分（平均 300 次/分）；如果房扑未治疗，则心室率通常大约 150 次/分；如果经治疗或预先存在房室传导阻滞，则心室率通常在 60～75 次/分之间。

节律：通常规整，有时不规整。

F 波：锯齿状重复波。

FR 间期：通常相等，有时不相等。

RR 间期：通常相等且一致，有时不相等。

QRS 波群：通常正常（0.12s 或者稍短），除非预先存在室内传导延迟、室内差异性传导或心室预激。

激动起源部位：心房异位起搏点。

治疗：见第 3 章，103～105 页。

心房扑动

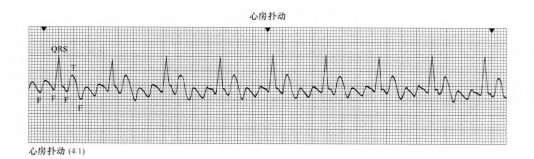

心房扑动 (4:1)

心房颤动 (AF)

心率：心房频率 350~600 次/分或更多（平均 400 次/分）。

心室率：如果心房颤动（房颤）未经治疗，则心室率通常近 160~180 次/分；如经治疗或预先存在房室传导阻滞，则心室率通常 60~70 次/分。

节律：完全不规整。

f 波：大小不等、形态各异的颤动波。如果 f 波的振幅较大（≥1mm），称为粗颤波，如果 f 波的振幅较小（<1mm），称为细颤波。

fR 间期：无。

RR 间期：完全不相等。

QRS 波群：通常正常（0.12s 或者稍短），除非预先存在室内传导延迟、室内差异性传导或心室预激。

激动起源部位：多个心房内异位起搏点。

治疗：见第 3 章，103~105 页。

心房颤动

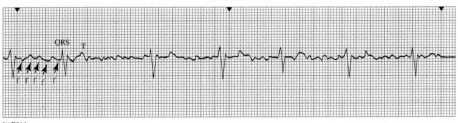

粗颤波

交界性逸搏心律

心率：40～60 次/分，可能更少。

节律：基本规整。

P′波：P′波可存在或不存在。如果存在，它们可以①规律地位于 QRS 波群之前或之后，此时激动起源于房室交界区，Ⅱ 导联上呈现负向 P′波；②孤立存在，在 Ⅱ 导联上可以为正向波，也可以为负向波。如果 P 波与 QRS 波群毫无关系，证明存在房室分离，P 波起搏点位于窦房结或者心房内异位起搏点。

P′R 间期/RP′间期：如 P′波规律位于 QRS 波群之前，P′R 间期异常（<0.12s），如 P′波规律位于 QRS 波群之后，RP′间期<0.20s。

RR 间期：通常相等。

QRS 波群：通常正常（0.12s 或者稍短），除非预先存在室内传导延迟。

激动起源部位：房室交界区的异位起搏点。

治疗：见第 3 章，96 页。

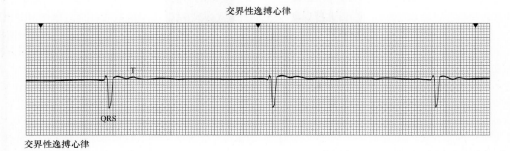

交界性逸搏心律

交界性逸搏心律

交界性期前收缩 (PJC)

心率：同基本心率。

节律：不规整（当交界性期前收缩存在时）。

P′波：P′波与交界性期前收缩可以有关或无关，如果存在 P′波，其大小、形状、方向通常与窦性 P 波不同。P′波在 II 导联为负向波。P′波可位于 QRS 波群之前或埋藏于 QRS 波群中，极少数情况下位于 QRS 波群之后；这些情况都称为下传的交界性期前收缩。而那些 P′波独立发生，之前或之后无相关 QRS 波群者，称为未下传的、阻滞的交界性期前收缩。

P′R 间期 /RP′间期：如 P′波规律位于 QRS 波群之前，P′R 间期不正常（<0.12s），如 P′波规律位于 QRS 波群之后，RP′间期<0.20s。

RR 间期：不相等（当交界性期前收缩存在时）。期前收缩前的 RR 间期比窦性心律（窦律）时短，期前收缩后的 RR 间期比窦律时长。一般来说，存在一个完全性代偿间歇（即期前收缩前后 RR 间期之和等于正常心律时 RR 间期的 2 倍）。少数情况下，两者之和小于正常窦性心律时 RR 间期的 2 倍，此时存在一个不完全性代偿间歇。

QRS 波群：QRS 波群提早出现，早于基础心律下预期出现的 QRS 波群。通常形态正常（0.12s 或者稍短），与正常心律时相似。如果存在室内差异性传导，QRS 波群可能会增宽、变形，类似于室性期前收缩波形，称为交界性期前收缩伴室内差异性传导。

激动起源部位：房室交界区的异位起搏点。

治疗：见第 3 章，111 页。

交界性期前收缩

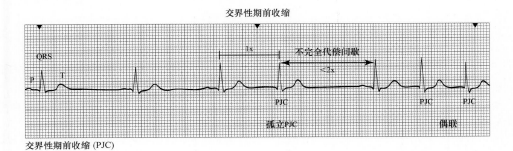

交界性期前收缩 (PJC)

交界性期前收缩的类型

偶发交界性期前收缩：每分钟＜5 次交界性期前收缩。

频发交界性期前收缩：每分钟≥5 次交界性期前收缩。

孤立交界性期前收缩：单独出现的交界性期前收缩。

成组交界性期前收缩：两个或更多交界性期前收缩的连续出现。

成对交界性期前收缩：连续出现两个交界性期前收缩。

交界性心动过速：连续出现 3 个或 3 个以上交界性期前收缩。

交界性二联律：交界性期前收缩与窦性搏动交替出现。

交界性三联律/四联律：每 2 个或 3 个窦性搏动后分别出现一次交界性期前收缩。

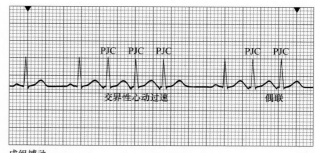

成组搏动

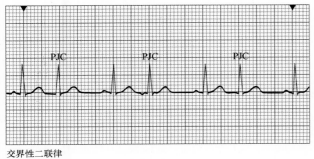

交界性二联律

交界性三联律

非阵发性交界性心动过速（加速性交界性心律，交界性心动过速）

心率：通常 60～130 次/分，最高可达 150 次/分。加速性交界性心律的频率为 60～100 次/分钟。交界性心动过速：≥100 次/分。特点是渐起渐止。

节律：基本规整。

P 波：P 波可存在或不存在。如果存在，它们可以① 规律地位于 QRS 波群之前或之后，此时激动起源于房室交界区，Ⅱ导联上呈现负向波；②孤立发生，Ⅱ导联上可为正向波或负向波。如果 P 波与 QRS 波群毫无关系，证明存在房室分离，此时 P 波起搏点位于窦房结或者心房内异位起搏点。

P'R /RP'间期：如 P'波规律位于 QRS 波群之前，P'R 间期不正常（<0.12s），如 P'波规律位于 QRS 波群之后，RP'间期<0.20s。

RR 间期：通常相等。

QRS 波群：通常正常（0.12s 或者稍短），除非预先存在室内传导延迟或室内差异性传导。

激动起源部位：房室交界区的异位起搏点。

治疗：没有特效的治疗方法。

非阵发性交界性心动过速
（加速性交界性心律、交界性心动过速）

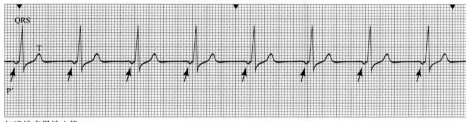

加速性交界性心律

阵发性室上性心动过速（PSVT）

心率：通常 160～240 次/分，PSVT 阵发性发作；突然发作，持续几秒钟至几个小时。

节律：基本规整。

P′波：P′波可存在或不存在。如果存在，它们通常位于 QRS 波群之后，罕见情况下，位于 QRS 波群之前；Ⅱ导联上一般呈现负向波（倒置）。

P′R 间期：如 P′波规律位于 QRS 波群之前，则 P′R 间期不正常（<0.12s），如 P′波规律位于 QRS 波群之后，则 RP′间期<0.20s。P′R 间期和 RP′间期通常是恒定的。

RR 间期：通常相等。

QRS 波群：通常正常（0.12s 或者稍短），除非预先存在室内传导延迟或室内差异性传导。如果阵发性室上性心动过速时出现增宽、变形的 QRS 波群，称为阵发性室上性心动过速伴室内差异性传导，这种心动过速常需与室性心动过速鉴别。

激动起源部位：房室交界区的折返机制，包括单纯房室结（房室结折返性心动过速）以及房室结和附加旁路的折返（房室折返性心动过速）。

治疗：见第 3 章，101 页。

阵发性室上性心动过速

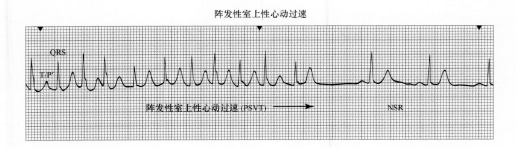

室性逸搏心律

心率：30～40 次/分，或更少。

节律：基本规整，有时不规整。

P 波：P 波可存在也可不存在。如果存在，它们通常与 QRS 波群无关，出现在 QRS 波群之间，这些 P 波的起搏点位于窦房结、心房或房室交界区。

P'R 间期/RP'间期：不存在。

RR 间期：通常相等，也可轻度不相等。

QRS 波群：明显增宽（＞0.12s）变形，形状通常一致，偶尔会有轻度变异。

激动起源部位：心室内异位起搏点。

治疗：见第 3 章，96 页。

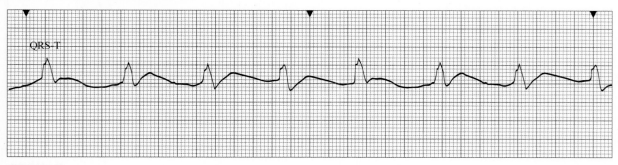

QRS-T

室性逸搏心律

加速性室性自主心律（AIVR）

心率：40～100 次/分。

节律：基本规整，偶尔不规整。

P 波：P 波可存在也可不存在。如果存在，它们通常独立发生，与 QRS 波群无关，这些 P 波起源于窦房结、心房或房室交界区的异位起搏点。

RP′间期：如存在与 QRS 波相关的 P′波，且 P′波规律位于 QRS 波群之后，则 RP′间期<0.12s。

RR 间期：通常相等，偶尔轻度不相等。

QRS 波群：明显增宽（>0.12s）、变形，形状通常一致，偶尔会稍有差异。

激动起源部位：心室内异位起搏点。

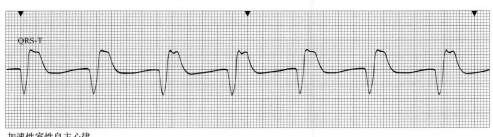

加速性室性自主心律

室性期前收缩 (PVC)

心率：同基本心率。

节律：不规整（当 PVC 出现时）。

P 波：P 波可存在也可不存在。如果存在，它们通常与窦律时相同，与室性期前收缩毫无关系，但有时会融合在 PVC 的 ST 段或 T 波上，形成切迹。少见情况下，P′波与室性期前收缩相关，位于 QRS 波群之后，在 II 导联上呈现为负向波，或者形成 ST 段、T 波上的切迹。

RP′间期：如存在 PVC 相关的 P′波，则 P′波规律位于 QRS 波群之后，RP′间期接近 0.20s。

RR 间期：当出现 PVC 时，RR 间期不相等。联律间期，即室性期前收缩与前一个窦性心律 QRS 波群之间的 RR 间期比窦律时短，PVC 后的 RR 间期比窦律时长。一般来说，PVC 存在一个完全性代偿间歇（即 PVC 前后 RR 间期之和等于正常心律时 RR 间期的 2 倍）。少数情况下，两者之和小于正常心律时 RR 间期的 2 倍，此时存在一个不完全性代偿间歇。

QRS 波群：明显增宽（>0.12s）、变形，QRS 波群形态一致称为单形性 PVC，形态不一致称为多形性 PVC。具有相同联律间期的室性期前收缩意味着它们来自于同一个异位起搏点，称为单源性室性期前收缩；而那些具有不同联律间期的室性期前收缩，意味着它们来自于两个或更多异位起搏点，称为多源性室性期前收缩。通常，单形性室性期前收缩等同于单源性，而多形性室性期前收缩既可以是单源性的，亦可以是多源性的。

激动起源部位：心室内异位起搏点。

治疗：见第 3 章，112 页。

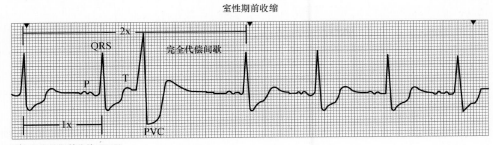

室性期前收缩

孤立的室性期前收缩 (PVC)

室性期前收缩的类型

偶发室性期前收缩：每分钟＜5 次室性期前收缩。

频发室性期前收缩：每分钟≥5 次室性期前收缩。

独立室性期前收缩：单独出现的室性期前收缩。

成对室性期前收缩（偶联）：连续出现两个室性期前收缩。

室性心动过速：连续出现 3 个或 3 个以上室性期前收缩。

室性二联律：室性期前收缩与窦性起搏交替出现。

室性三联律/四联律：每 2 个或 3 个窦性起搏后分别出现一次室性期前收缩。

R-on-T 现象：一个室性期前收缩的 R 波落在前一次搏动的 T 波降支（心室复极的易损期）上。

PVC的不同形式

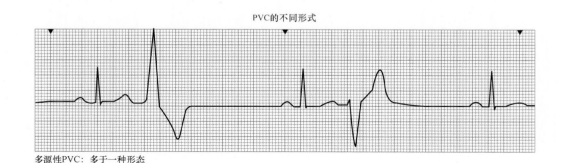

多源性PVC：多于一种形态

Ⅱ导联

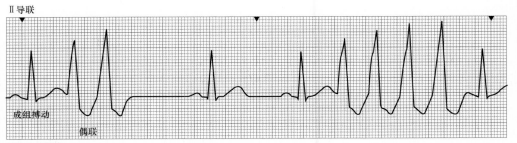

成组搏动

偶联

室性心动过速

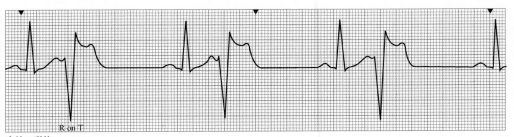

R on T

室性二联律

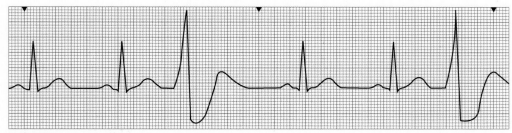

室性三联律

室性心动过速（VT）

心率：通常 110～250 次/分。

节律：基本规整，可有轻度不规整。

P 波：P 波可存在也可不存在。如果存在，它们通常与 QRS 波群无关系，但有时会融合在室性心动过速（室速）的 QRS 波群中形成切迹，此时 P 波起源于窦房结或者心房、房室交界区的异位起搏点。少见情况下，P′波与室速 QRS 波群相关，在 II 导联上呈现规律的负向波，或者形成 QRS 波群后半部分的切迹、位于 QRS 波群之间。

RP′间期：如存在室速相关的 P′波，且 P′波规律位于 QRS 波群之后，则 RP′间期约 0.20s。

RR 间期：通常相等，但可轻度不相等。

QRS 波群：明显增宽（＞0.12s）、变形，通常形态是一致的，偶尔稍有变化（单形性室性心动过速）。存在两种完全不同的 QRS 波形，意味着存在双向性室性心动速；而如果 QRS 波形之间变化很大，则存在多形性室性心动过速。当 QRS 波群围绕基线不断扭转形状和主波方向时，称为尖端扭转型室性心动过速。

激动起源部位：心室内异位起搏点。

治疗：见第 3 章，107～110 页。

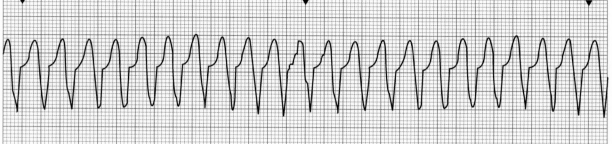

室性心动过速

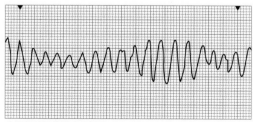

尖端扭转型室性心动过速

心室颤动

心率：300～500 次/分。

节律：完全不规整。

P 波：无。

PR 间期：无。

RR 间期：无。

QRS 波群：大小不等、形态各异的颤动波（f 波）。如果 f 波的振幅较大（>3mm），称为粗颤波，如果 f 波的振幅较小（<3mm），称为细颤波。

激动起源部位：多个心室异位起搏点。

治疗：见第 3 章，113 页。

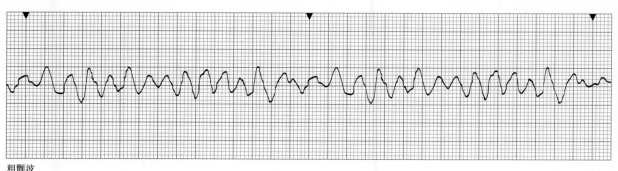

粗颤波

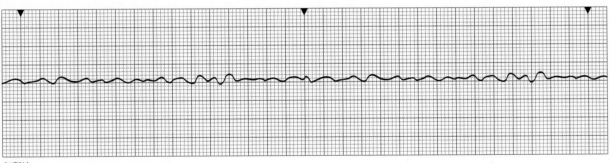

细颤波

心脏停搏

心率：无。

节律：无。

P 波：可存在也可不存在。

PR 间期：无。

RR 间期：无。

QRS 波群：无。

激动起源部位：无。

治疗：见第 3 章，114 页。

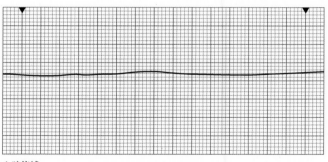

心脏停搏

一度房室传导阻滞

心率：心房率等于心室率。

节律：基础心律的节律。

P 波：基础节律的 P 波，QRS 波群前固定出现 P 波。

PR 间期：不正常（>0.20s）；通常恒定。

RR 间期：同基础心律。

QRS 波群：通常正常（0.12s 或者稍短），除非预先存在室内传导延迟。

一度房室传导阻滞

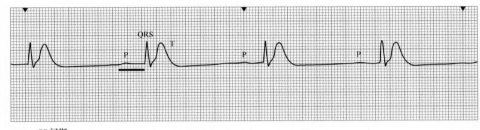

━━ = PR间期

房室传导比例：1 : 1。

治疗：无特异治疗。

二度 I 型房室传导阻滞（文氏阻滞）

心率：心房率为基础心律的频率，心室率通常小于心房率。

节律：不规整。

P 波：同基础心律，P 波后出现 QRS 波群周期性脱落（P 波未下传）。

二度 I 型房室传导阻滞（文氏阻滞）

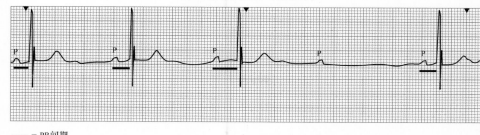

▬ = PR间期

PR 间期：逐渐延长，直到 P 波后出现一次 QRS 波群脱落，此后周期重新开始。

RR 间期：不相等；RR 间期随着 PR 间期延长而逐渐缩短，直到 P 波后出现 1 次 QRS 波群脱落，导致一个较长的 RR 间期。此后，循环周而复始进行。

QRS 波群：通常正常（0.12s 或者稍短），除非预先存在室内传导延迟。

房室传导比例：常见房室传导比例为 5：4、4：3、3：2 下传，也可以是 6：5、7：6 等等。

治疗：见第 3 章，94 页。

二度 Ⅱ 型房室传导阻滞

心率：心房率为基础心律的频率，心室率通常小于心房率。

节律：不规整。

P 波：同基础心律，QRS 波群周期性发生脱落（P 波未下传）。

PR 间期：可以正常（0.12～0.20s），也可以不正常（＞0.20s），通常一致。

RR 间期：不相等。

二度 Ⅱ 型房室传导阻滞

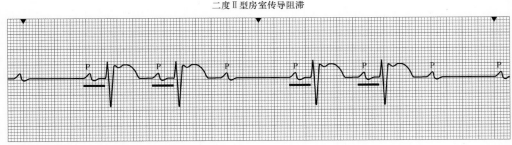

3:2房室传导阻滞

━━ = PR间期

QRS 波群：通常正常（0.12s 或者稍短），除非预先存在室内传导延迟。

房室传导比例：常见的为 4∶3、3∶2 下传，也可以是 5∶4、6∶5、7∶6 等等。

治疗：见第 3 章，95 页。

二度房室传导阻滞（2：1下传及高度房室传导阻滞）

心率：心房率为基础心律的频率，心室率通常小于心房率。

节律：心房率基本规整，心室率规整或不规整。

P 波：同基础心律，在 1 个或多个 P 波后出现 QRS 波群周期性脱落（P 波未下传）。

PR 间期：正常（0.12 ～ 0.20s），或不正常（＞0.20s），通常恒定。

RR 间期：相等，或者有差异。

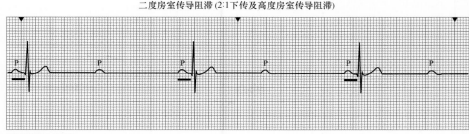

二度房室传导阻滞(2:1下传及高度房室传导阻滞)

2:1房室传导阻滞

━━ = PR间期

QRS 波群：正常（0.12s 或者稍短），也可以由于束支传导阻滞而不正常（＞0.12s）。

房室传导比例：常见的下传比例为偶数，2：1、4：1、6：1、8：1等，也可以是奇数，3：1 或 5：1。3：1及更高程度的房室传导阻滞称为高度房室传导阻滞。

治疗：见第 3 章，95 页。

三度房室传导阻滞

三度（完全性）房室传导阻滞

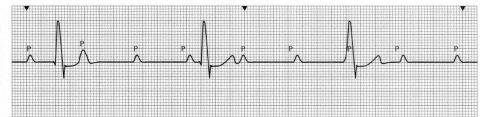

房室分离

心率：心房率 60～100 次/分，心室率 40～60 次/分（也可能为 30～40 次/分或更少），心室率独立于心房率（房室分离）。

节律：心房律同基础心律，规整或不规整。心室律基本规整。

P 波：与 QRS 波群无关系。

PR 间期：无。

RR 间期：通常相等。

QRS 波群：通常为异常形态（>0.12s）。

激动起源部位：P 波的起搏点是窦房结或者心房、房室交界区的异位起搏点，QRS 波群逸搏位点常位于房室交界区（交界性逸搏心律）或心室（室性逸搏心律）。

治疗：见第 3 章，95 页。

3

心律失常的治疗

QT 间期正常的多形性室性心动过速（有脉）

QT 间期延长的多形性室性心动过速（有脉）、

尖端扭转型室性心动过速（有脉）

房性期前收缩（PAC）

交界性期前收缩（PJC）

室性期前收缩（PVC）

心室颤动（VF）

无脉性室性心动过速（VT）

心脏停搏

无脉性电活动

药物治疗

普鲁卡因胺

- 抑制心动过速药物
- 使用总剂量为 17mg/kg（对于一个 70kg 患者，可予 1.2g 普鲁卡因胺）。
- 有副作用（如低血压）。
- 与最初 QRS 波群宽度比较，可增宽 50%。

钙通道阻滞剂的使用：以下情况禁用：

- 存在低血压或心源性休克
- 存在二度或三度房室传导阻滞、窦房结功能障碍、心房扑动或心房颤动合并心室或心房-希氏束的预激，或存在宽 QRS 波群心动过速
- 静脉内注射 β 受体阻滞剂
- 有心动过缓的病史

对于患有充血性心力衰竭和口服 β 受体阻滞剂的患者应慎用钙通道阻滞剂。

使用钙通道阻滞剂过程中及使用后，应经常监测患者的血压和心律。

如在使用钙通道阻滞剂时发生低血压，应立即将患者置于头低脚高位，缓慢静脉注射 1g 氯化钙，并给予静脉补液和升压药物。

如在使用钙通道阻滞剂时发生心动过缓、房室传导阻滞、心脏停搏，需根据相应的治疗方案及时处理。

β 受体阻滞剂的使用：以下情况禁用：

- 存在心动过缓（心率＜60 次/分）
- 存在低血压（收缩压＜100mmHg）
- PR 间期＞0.24s，或者存在二度或三度房室传导阻滞
- 存在严重充血性心力衰竭［左心衰竭和（或）右心衰竭］
- 有支气管痉挛或支气管哮喘病史（相对禁忌证）

● 患有重度慢性阻塞性肺疾病（COPD）
● 在几小时内曾静脉注射过钙通道阻滞剂（慎用）

使用 β 受体阻滞剂过程中及使用后，应及时监测患者的血压和心律。

如在使用 β 受体阻滞剂时发生低血压，应立即将患者置于头低脚高位，并给予升压药物。

如在使用钙通道阻滞剂时发生心动过缓、房室传导阻滞、心脏停搏，需根据相应的治疗方案及时处理。

心脏电复律和除颤

电除颤

无脉性室性心动过速（VT）/ 心室颤动（VF）：单相 360J，双相 120～200J。

持续性多形性室性心动过速：单相 360J，双相 120～200J。

同步电复律

窄 QRS 波群心动过速：50J，100J，100J，200J，300J，360J*。

心房扑动伴快速心室率：50J，100J，100J，200J，300J，360J*。

心房颤动伴快速心室率：100 ～ 120J，200J，300J，360J*。

有脉性室性心动过速：100 ～ 120J，200J，300J，360J*。

---

* 或双相等效量

镇静

当实施心脏电复律时，需谨记这个过程会造成患者疼痛和焦虑，因此需要静脉使用麻醉药物及镇静药物。另外，患者所需要的镇静药剂量通常比经皮起搏时所需要的药量要大。以下是供参考的镇静药物：

● 静脉缓慢注射 2～4mg 咪达唑仑，每 3～5min 重复 1 次，滴定达到镇静或逆行遗忘效果

或

● 静脉注射 5～10mg 地西泮，每 3～5min 重复 1 次，

滴定达到镇静或逆行遗忘效果

或

- 静脉注射 6mg 依托咪酯（0.2~0.6mg/kg），每 3~
5min 重复 1 次，滴定达到镇静或逆行遗忘效果

如果患者感觉到疼痛，可在上述药物基础上加用以下
药物：

- 缓慢静脉注射 2~5mg 吗啡，以起到止痛作用

或

- 静脉注射 1μg/kg 芬太尼，以起到止痛作用；如 5~
10min 内未完全止痛，可重复给予 0.5μg/kg 芬太尼

经皮心脏起搏

经皮心脏起搏（TCP）能够有效治疗各种症状性心动
过缓，不论病因如何。

TCP 适应证如下：

- TCP 适用于所有药物治疗无效的、症状性心动
过缓

- 当血管通路来不及建立或者药物治疗无效时，下列
症状性心动过缓伴宽 QRS 波群的患者适用
于 TCP：
  - 二度 II 型房室传导阻滞
  - 二度房室传导阻滞，2:1 下传及宽 QRS 波群的
高度房室传导阻滞
  - 宽 QRS 波群的三度房室传导阻滞
- TCP 适用于急性冠状动脉综合征相关的心动过缓，
在血管通路建立困难或延迟时
- TCP 可供心脏移植的患者选择，用于症状性心动
过缓的治疗；因为硫酸阿托品对于此类患者通常
无效

TCP 的禁忌证：

- 体温过低引起的心动过缓

准备经皮心脏起搏的同时，尝试药物治疗心动过缓是
适宜的。

窦性心动过缓

窦性停搏 / 窦房（SA）传出阻滞

二度Ⅰ型房室传导阻滞（文氏）

二度房室传导阻滞 2：1 下传，及窄 QRS 波的高度房室传导阻滞

窄 QRS 波的三度房室传导阻滞

存在以下一项或多项临床情况（症状、体征）时，考虑为有症状的心动过缓：

- 低血压或休克（收缩压＜90mmHg）
- 充血性心力衰竭、肺淤血
- 胸痛或呼吸困难
- 心排血量减少引起的意识水平下降
- 室性期前收缩，尤其是发生于急性心肌梗死后

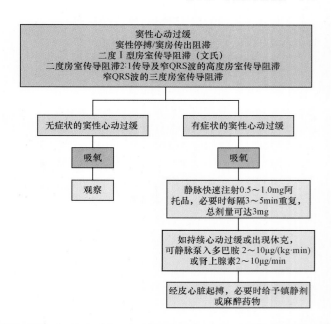

二度 Ⅱ 型房室传导阻滞

二度房室传导阻滞 2：1 下传，及宽
QRS 波的高度房室传导阻滞

宽 QRS 波的三度房室传导阻滞

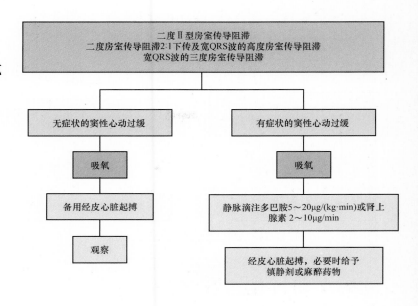

交界性逸搏心律

室性逸搏心律

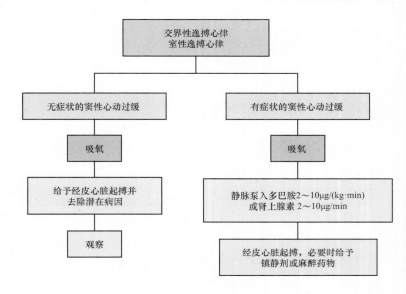

窦性心动过速

患者情况稳定或不稳定

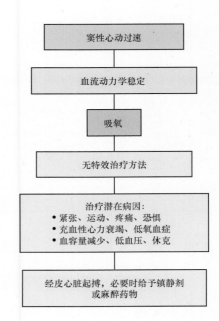

房性心动过速不伴传导阻滞

当存在以下一个或以上的临床症状或体征时，考虑患者的情况不稳定：

- 低血压或休克（收缩压≤90mmHg）
- 充血性心力衰竭、肺淤血
- 胸痛或呼吸困难
- 心排血量减少引起的意识水平下降
- 急性心肌梗死

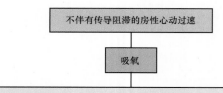

不伴有传导阻滞的房性心动过速

吸氧

地尔硫䓬20mg（0.25mg/kg）持续静脉注射>2min，如有必要，15min内再次注射25mg（0.35mg/kg）>2min，继而以5～15mg/h的速度持续静脉滴注
或者
应用以下β受体阻滞剂：
艾司洛尔0.5mg/kg静脉注射>1min，接着以0.05mg/（kg·min）的速度静脉泵入；重复静脉注射两次，每次间隔5min，同时每隔5min将静脉泵入速度上调0.05mg/（kg·min）直到最大剂量0.20mg/（kg·min）
阿替洛尔2.5～5mg静脉注射大于5min,10min内重复至总量达到10mg
美托洛尔5mg静脉注射2~3min，每隔5min重复一次直到总剂量为15mg
或者
胺碘酮150mg静脉注射>10min，继而以1mg/min的速度持续静脉滴注

房性心动过速伴传导阻滞

患者情况稳定或不稳定。

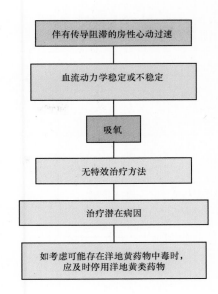

窄 QRS 波心动过速伴起源不明（有脉）

如果这种心律失常在任何时间转换成了窦性心律，说明存在着阵发性室上性心动过速（PSVT），接下来的适当处理步骤见 101 页的窄 QRS 波阵发性室上性心动过速章节。

如果心率在某个时间变慢了，说明存在房性心动过速，接下来需按照不伴有传导阻滞的房性心动过速章节或交界性心动过速章节（102 页）中列出的治疗方案进行处理。

如果心率在某个时间变慢了，说明潜在心房颤动或心房扑动的风险，需按照心房颤动/心房扑动章节（103～105 页）中列出的治疗方案进行处理。

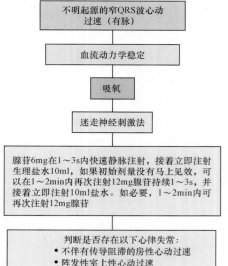

阵发性室上性心动过速伴窄 QRS 波（不存在预激综合征或心室预激）

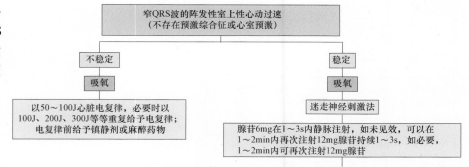

窄QRS波的阵发性室上性心动过速
（不存在预激综合征或心室预激）

不稳定

吸氧

以50～100J心脏电复律，必要时以100J、200J、300J等等重复给予电复律；电复律前给予镇静剂或麻醉药物

稳定

吸氧

迷走神经刺激法

腺苷6mg在1～3s内静脉注射，如未见效，可以在1～2min内再次注射12mg腺苷持续1～3s，如必要，1～2min内可再次注射12mg腺苷

地尔硫䓬20mg（0.25mg/kg）持续静脉注射>2min，如有必要，15min内再次注射25mg（0.35mg/kg静脉注射>2min)，继而以5～15mg/h的速度持续静脉泵入
或者
应用以下β受体阻滞剂：
艾司洛尔0.5mg/kg静脉注射>1min，接着以0.05mg/（kg·min）速度静脉注射；重复静脉注射2次，每次间隔5min，同时每隔5min将静脉泵入速度上调0.05mg/（kg·min）直到最大剂量为0.20mg/（kg·min）
阿替洛尔2.5～5mg静脉注射>5min，10min内重复至总量达到10mg
美托洛尔5mg静脉注射2～3min，每隔5min重复一次直到总剂量为15mg

地高辛0.5mg静脉注射持续>5min

交界性心动过速

使用药物时需监测脉搏、血压及心电图，当收缩压降至 100mmHg 以下时，停用 β 受体阻滞剂。

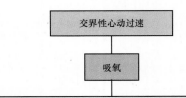

交界性心动过速

吸氧

胺碘酮150mg静脉注射>10min，继而以1mg/min速度静脉注射
或者
应用以下β受体阻滞剂：
艾司洛尔0.5mg/kg静脉注射>1min，接着以0.05mg/（kg·min）速度静脉滴注；
重复静脉注射两次，每次间隔5min，同时在每次静脉注射后将静脉泵入速度上调0.05mg/（kg·min），之后如必要，可每隔5min将静脉泵入速度上调0.05mg/（kg·min）直到最大剂量0.20mg/（kg·min）
阿替洛尔2.5～5mg静脉注射＞5min，10min内重复至总量达到10mg
美托洛尔5mg静脉注射2～3min，每隔5min重复一次直到总剂量为15mg

心房颤动/心房扑动（不存在预激综合征或心室预激）

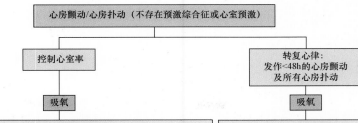

心房颤动/心房扑动（不存在预激综合征或心室预激）

控制心室率

转复心律：
发作<48h的心房颤动
及所有心房扑动

吸氧

吸氧

应用以下β受体阻滞剂：
艾司洛尔0.5mg/kg静脉注射大于1min，接着以0.05mg/（kg·min）速度静脉泵入；重复静脉注射两次，每次间隔5min，同时在每次静脉注射后将静脉泵入速度上调0.05mg/（kg·min），之后如必要，可每隔5min将静脉泵入速度上调0.05mg/（kg·min）到最大剂量0.20mg/（kg·min）
阿替洛尔2.5～5mg静脉注射大于5min，10min内重复至总量达到10mg
美托洛尔5mg静脉注射大于2～5min，每隔5min重复一次直到总剂量为15mg

或者

地尔硫䓬20mg（0.25mg/kg）持续静脉注射大于2min，如有必要，15min内再次注射25mg（0.35mg/kg）大于2min，继而以5～15mg/h的速度持续静脉泵入

伊布利特
如患者体重>60kg（132Ib），予伊布利特1.0mg静脉注射大于10min，如必要，可在10min后重复注射一次
如患者体重<60kg（132Ib），予伊布利特0.1mg/kg静脉注射大于10min，如必要，可在10min后重复注射一次

或者

胺碘酮150mg静脉注射大于10min，之后予1mg/min静脉泵入6h，而后降至0.5mg/h（译者注：应为0.5mg/min）静脉泵入18h

房扑以50～100J电复律，房颤以100～200J电复律，必要时以100J、200J、300J重复给予电复律；电复律前给予镇静剂或麻醉药物

心房颤动（发作＞48h 或不明发作时间的心房颤动）

给患者使用肝素进行抗凝治疗之前，禁忌复律治疗。因为在心房颤动过程中可能会形成血栓，此时发生血栓栓塞事件导致卒中的风险明显升高。

如果患者血流动力学变得不稳定，或者胺碘酮无法转复心律时，需立即进行同步电复律。

对于心房颤动：单相波 100～200J 复律，双相波 100～120J，按需逐步增加后续电能量。

对于心房扑动：单相波 50～100J 复律，按需逐步增加后续电能量。

同时给予抗心律失常药物，如胺碘酮（如果之前没有使用过）：胺碘酮负荷剂量静脉注射 150mg＞10min，同时以 1mg/min 速度开始静脉注射胺碘酮，持续 6h 后降至 0.5mg/min 再维持 18h。

心房扑动/心房颤动（存在预激综合征或心室预激）

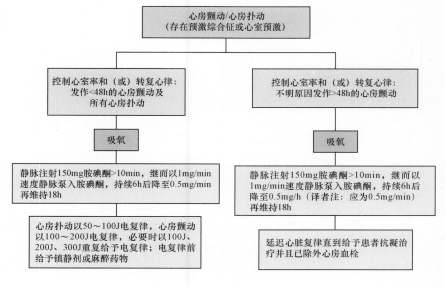

心房颤动/心房扑动
（存在预激综合征或心室预激）

控制心室率和（或）转复心律：
发作<48h的心房颤动及
所有心房扑动

控制心室率和（或）转复心律：
不明原因发作>48h的心房颤动

吸氧

吸氧

静脉注射150mg胺碘酮>10min，继而以1mg/min
速度静脉泵入胺碘酮，持续6h后降至0.5mg/min
再维持18h

静脉注射150mg胺碘酮>10min，继而以
1mg/min速度静脉泵入胺碘酮，持续6h后
降至0.5mg/h（译者注：应为0.5mg/min）
再维持18h

心房扑动以50~100J电复律，心房颤动
以100~200J电复律，必要时以100J、
200J、300J重复给予电复律；电复律前
给予镇静剂或麻醉药物

延迟心脏复律直到给予患者抗凝治
疗并且已除外心房血栓

不明原因的宽 QRS 波心动过速（有脉）

如果宽 QRS 波心动过速持续存在，患者失去脉搏：

- 参照心室颤动/无脉性室性心动过速的处理方法处理，见 113 页

如果电除颤或药物治疗能够有效终止宽 QRS 波心动过速：

- 可酌情静脉继续和维持胺碘酮或普鲁卡因胺

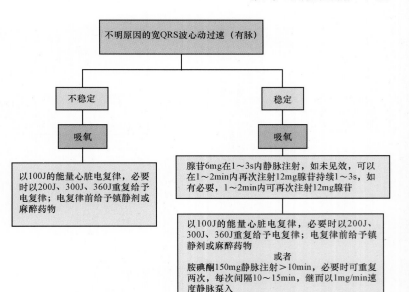

单形性室性心动过速（有脉）

如果电除颤或以下药物之一能够成功终止室性心动过速：

- 可酌情静脉注射并维持使用胺碘酮、利多卡因或普鲁卡因胺

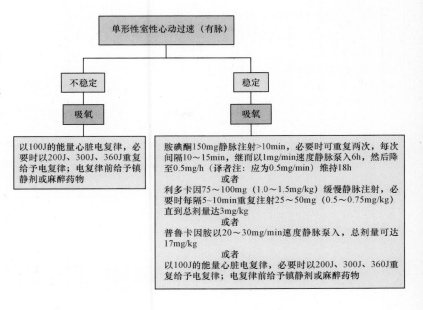

单形性室性心动过速（有脉）

不稳定

吸氧

以100J的能量心脏电复律，必要时以200J、300J、360J重复给予电复律；电复律前给予镇静剂或麻醉药物

稳定

吸氧

胺碘酮150mg静脉注射>10min，必要时可重复两次，每次间隔10～15min，继而以1mg/min速度静脉泵入6h，然后降至0.5mg/h（译者注：应为0.5mg/min）维持18h
或者
利多卡因75～100mg（1.0～1.5mg/kg）缓慢静脉注射，必要时每隔5~10min重复注射25～50mg（0.5～0.75mg/kg）直到总剂量达3mg/kg
或者
普鲁卡因胺以20～30mg/min速度静脉泵入，总剂量可达17mg/kg
或者
以100J的能量心脏电复律，必要时以200J、300J、360J重复给予电复律；电复律前给予镇静剂或麻醉药物

QT 间期正常的多形性室性心动过速（有脉）

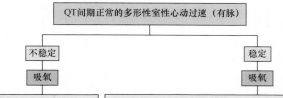

QT间期正常的多形性室性心动过速（有脉）

不稳定

吸氧

以100J的能量心脏电复律，必要时以200J、300J、360J重复给予电复律；电复律前给予镇静剂或麻醉药物

稳定

吸氧

应用以下之一的β受体阻滞剂（尤其当同时合并有急性冠状动脉综合征时）：艾司洛尔0.5mg/kg静脉注射>1min，接着以0.05mg/(kg·min)速度静脉泵入；重复静脉注射两次，每次间隔5min，同时在每次静脉注射后将静脉泵入速度上调0.05mg/(kg·min)，之后如必要，可每隔5min将静脉泵入速度上调0.05mg/(kg·min)，直到最大剂量0.20mg/(kg·min)

阿替洛尔2.5～5mg静脉注射>5min，10min内重复至总量达到10mg

美托洛尔5mg静脉注射2～5min，每隔5min重复一次，直到总剂量为15mg

或者

胺碘酮150mg静脉注射>10min，必要时可重复两次，每次间隔10～15min，继而以1mg/min速度静脉注射

或者

利多卡因75～100mg（1.0～1.5mg/kg）缓慢静脉注射，必要时每隔5～10min重复注射25～50mg（0.5～0.75mg/kg）直到总剂量达3mg/kg

或者

普鲁卡因胺以20～30mg/min的速度静脉滴注，总剂量可达17mg/kg

或者

以100J的能量心脏电复律，必要时以200J、300J、360J重复给予电复律；电复律前给予镇静剂或麻醉药物

如果 β 受体阻滞剂、胺碘酮、利多卡因、普鲁卡因胺不能有效终止多形性室性心动过速，或者在应用以上药物时患者的血流动力学变得不稳定，而起初并没有进行心脏电复律的情况下：

- 应立即实施心脏电复律（200J），必要的话应提前作准备

并且

- 必要时逐渐增加能量级（200J-300J-360J）重复进行心脏电复律

如果电除颤或药物能够成功终止多形性室性心动过速：

- 酌情开始或维持静脉滴注 β 受体阻滞剂、胺碘酮、利多卡因、普鲁卡因胺

**QT 间 期 延 长 的
多 形 性 室 性 心
动 过 速 （ 有
脉 ）、 尖 端 扭 转
型 室 性 心 动 过
速 （ 有 脉 ）**

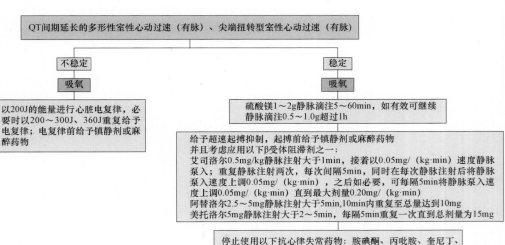

QT间期延长的多形性室性心动过速（有脉）、尖端扭转型室性心动过速（有脉）

不稳定

吸氧

以200J的能量进行心脏电复律，必要时以200～300J、360J重复给予电复律；电复律前给予镇静剂或麻醉药物

稳定

吸氧

硫酸镁1～2g静脉滴注5～60min，如有效可继续静脉滴注0.5～1.0g超过1h

给予超速起搏抑制，起搏前给予镇静剂或麻醉药物
并且考虑应用以下β受体阻滞剂之一：
艾司洛尔0.5mg/kg静脉注射大于1min；接着以0.05mg/（kg·min）速度静脉泵入；重复静脉注射两次，每次间隔5min，同时在每次静脉注射后将静脉泵入速度上调0.05mg/（kg·min），之后如必要，可每隔5min将静脉泵入速度上调0.05mg/（kg·min）直到最大剂量0.20mg/（kg·min）
阿替洛尔2.5～5mg静脉注射大于5min，10min内重复至总量达到10mg
美托洛尔5mg静脉注射大于2～5min，每隔5min重复一次直到总剂量为15mg

停止使用以下抗心律失常药物：胺碘酮、丙吡胺、奎尼丁、索他洛尔及其他造成QT间期延长的药物（如吩噻嗪、三环类抗抑郁药等），并且纠正电解质紊乱

以200J的能量进行心脏电复律，必要时以200～300J、360J重复给予电复律；电复律前给予镇静剂或麻醉药物

如果多形性室性心动过速或尖端扭转型室型心动过速在任意时刻恶化成心室颤动：

- 继续按照 113 页心室颤动/无脉性室性心动过速的方案进行处理

房性期前收缩（PAC）

交界性期前收缩（PJC）

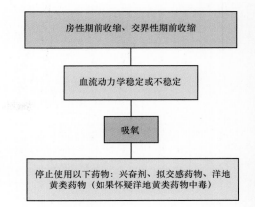

室性期前收缩（PVC）

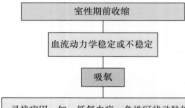

心室颤动 （VF）

无脉性室性心动过速 （VT）

```
┌─────────────────────────────────────┐
│        心室颤动、无脉性室性心动过速        │
└─────────────────────────────────────┘
        │                    │
┌──────────────┐      ┌──────────────┐
│  非监控下心脏停搏  │      │  监控下心脏停搏   │
├──────────────┤      ├──────────────┤
│  进行2minCPR   │      │  检查脉搏、心电图  │
│  连接电除颤仪    │      │  连接电除颤仪    │
│  验证确有心室停搏  │      │              │
└──────────────┘      └──────────────┘
```

360J能量电除颤，进行2min（共5个循环）CPR，检查心律/脉搏

如2minCPR后心室颤动/室性心动过速仍持续，再次以360J能量电除颤。在进行以下药物治疗的同时，需继续进行心律/脉搏的检查及电除颤

在CPR和电除颤（360J）后静脉注射40U血管加压素，必要时可在5～10min后考虑给予肾上腺素，或者复苏期间每隔3～5min静脉注射1mg肾上腺素，每次静脉注射结束后给予一次CPR和360J电除颤

快速静脉注射300mg胺碘酮，必要时可重复静脉注射150mg一次或两次，同时每隔3～5min进行一次CPR和360J电除颤

考虑使用以下药物：静脉滴注硫酸镁1～2g，1～2min，每隔3～5min给予一次CPR和360J电除颤

心脏停搏

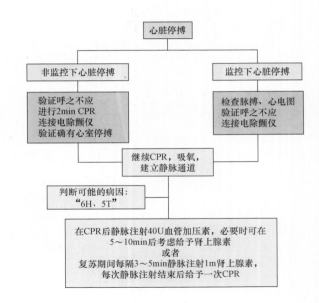

无脉性电活动

"6H、5T"

- 低血容量（Hypovolemia）：静脉注射 250～500ml 生理盐水，必要时可重复

- 低氧血症（Hypoxia）：保证足够氧合

- 酸中毒（Hydrogen ion/Acidosis）：保证足够通气

- 高钾血症/低钾血症（Hyperkalemia/Hypokalemia）：给予适当电解质纠正

- 低血糖（Hypoglycemia）

- 低体温（Hypothermia）：复温

- 中毒/药物过量（Toxins/Drug overdose）：注射解毒剂

- 心脏压塞（Tamponade）：心包穿刺

- 张力性气胸（Tension pneumothorax）：针刺减压

- 血栓（Thrombosis）：鉴别心肌梗死、肺栓塞

- 创伤（Trauma）

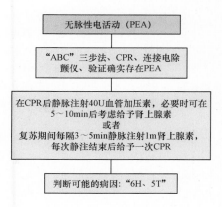

无脉性电活动（PEA）

"ABC"三步法、CPR、连接电除颤仪、验证确实存在PEA

在CPR后静脉注射40U血管加压素，必要时可在5～10min后考虑给予肾上腺素
或者
复苏期间每隔3～5min静脉注射1m肾上腺素，每次静注结束后给予一次CPR

判断可能的病因："6H、5T"

复苏后治疗

当自主循环恢复（ROSC）时，复苏后治疗的初始目的是达到以下几方面：

- 使心肺功能和全身重要系统尤其是大脑的灌注最优化
- 将院外或医院急诊室发生心脏停搏的患者转运到设备完善的重症监护室
- 尽量鉴别突发心脏停搏的原因
- 采取措施防止再发心脏停搏
- 采取措施保护神经系统免受损伤，以及改善长期预后

呼吸道

- 保证呼吸道完全通畅、患者通气无阻
- 持续监测脉氧饱和度
- 维持呼气末 CO_2 分压在 $35\sim45mmHg$，如果低于 $35mmHg$，减慢通气频率，如果高于 $45mmHg$，加快通气频率

循环

- 评估脉搏情况，尝试测量血压
- 如果存在低血压及休克的症状、体征：
- 收缩压＜$70mmHg$：

以 $0.5\sim1\mu g/min$ 的初始速度静脉泵入去甲肾上腺素，调整泵速至 $8\sim30\mu g/min$，以升高收缩压至 $70\sim100mmHg$

或者

- 当收缩压为 $70\sim100mmHg$：

以 $2\sim10\mu g/$（$kg\cdot min$）的初始速度静脉泵入多巴胺，调整泵速最高达 $20\mu g/$（$kg\cdot min$），以升高收缩压至 $90\sim100mmHg$ 或更高

- 如果存在高血压，应频繁监测血压变化

神经系统

- 评估意识水平
- 如患者躁动、有呼吸道移位风险时，应给予患者镇

静药

代谢状态

测血糖，如低于 70mg/dl，予静脉注射 50％葡萄糖；如高于 200mg/dl，给予胰岛素治疗。

控制体温

- 除非考虑严重低体温可能是引起心脏停搏的病因，尽量不要给患者升温

- 如果医院设备允许的话可考虑诱导低体温

心率及节律控制

- 如果除颤后存在症状性心律失常，可参考相应的治疗流程进行处理
- 如果注射某种抗心律失常药物后心脏复律，可继续静脉注射此药物

可考虑预防性使用一种抗心律失常药物。

4 束支传导阻滞和分支阻滞

右束支传导阻滞 （RBBB）

QRS 时限：完全性右束支传导阻滞＞0.12s，不完全性右束支传导阻滞界于 0.10～0.12s。

QRS 电轴：正常或者轻度右偏 （＋90°～＋110°）。

ST 段：V_1～V_3 导联可以轻度压低。

T 波：V_1～V_3 导联可以倒置。

QRS 波群：室间隔无病变 （既往无室间隔心肌梗死病史）

- V_1、V_2 导联
  - QSR 波增宽，呈经典 rSR' 型 （M 形或兔耳形） 形态：
    ○ 初始小 r 波
    ○ 深而陡直的 S 波
    ○ 末端高 R' 波
- Ⅰ、aVL、V_5、V_6 导联

- QRS 波群增宽，呈典型 qRS 型
  ○ 初始小 q 波
  ○ 高 R 波
  ○ 末端深而宽的 S 波

QRS 波群：存在间隔病变 （既往有室间隔心肌梗死病史）

- V_1、V_2 导联
  - QSR 波增宽，呈 QS 型
    ○ 初始不存在小 r 波
    ○ 深 QS 波
    ○ 末端高 R 波
- Ⅰ、aVL、V_5、V_6 导联
  - QRS 波群增宽，呈典型 RS 型
    ○ 初始不存在小 q 波
    ○ 高 R 波
    ○ 末端深而宽的 S 波

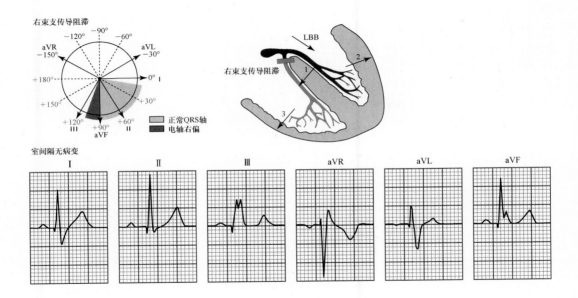

右束支传导阻滞

正常QRS轴
电轴右偏

LBB
右束支传导阻滞

室间隔无病变

I   II   III   aVR   aVL   aVF

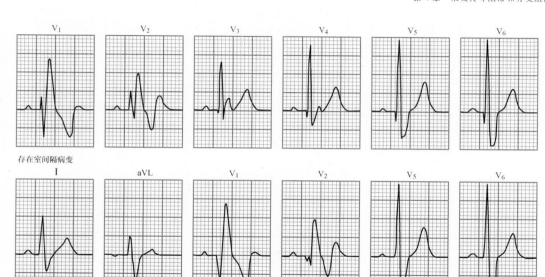

存在室间隔病变

左束支传导阻滞 (LBBB)

QRS 时限：完全性左束支传导阻滞 > 0.12s，不完全性左束支传导阻滞界于 0.10～0.12s。

QRS 电轴：通常左偏（-90°～-30°），但也可正常。

ST 段：Ⅰ、aVL、V_5、V_6 导联轻度压低，$V_1 \sim V_3$ 导联抬高。

T 波：Ⅰ、aVL、V_5、V6 导联倒置，$V_1 \sim V_3$ 导联抬高。

QRS 波群：室间隔无病变（既往无室间隔心肌梗死病史）

- $V_1 \sim V_3$ 导联
  - QSR 波增宽，呈 rS 或 QS 形
    - ○ 初始小 r 波
    - ○ 深而宽的 S 波
    - 或者
    - ○ R 波不存在
    - ○ 深而宽的 QS 波

- Ⅰ、aVL、V_5、V_6 导联
  - QRS 波群增宽，呈 R 型
    - ○ 初始不存在小 q 波
    - ○ 带或不带切迹的高、宽、陡直的 R 波，伴心室激动时间延长

QRS 波群：室间隔存在病变（既往有室间隔心肌梗死病史）

- $V_1 \sim V_2$ 导联
  - QSR 波增宽，呈 rS 型
    - ○ 小而窄的 r 波
    - ○ 深而宽的 S 波

- Ⅰ、aVL、V_5、V_6 导联
  - QRS 波群增宽，呈 qR 型
    - ○ 初始小 q 波
    - ○ 带或不带切迹的高、宽、陡直的 R 波，伴心室激动时间延长

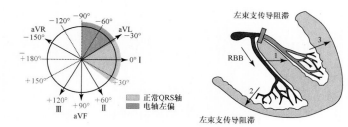

左束支传导阻滞

室间隔无病变

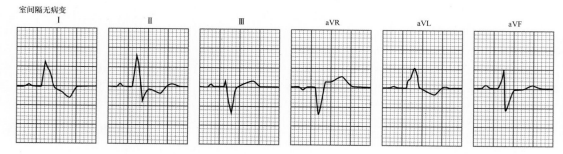

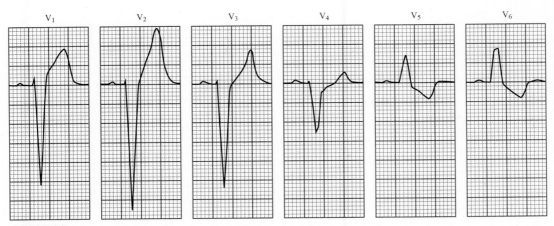

存在室间隔病变

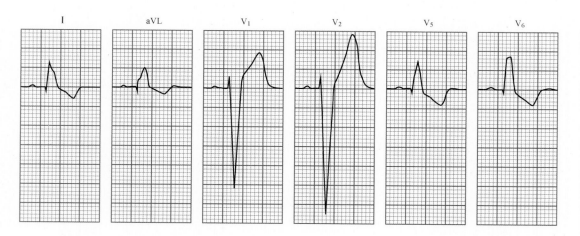

左前分支阻滞（LAFB）

QRS 时限：正常，稍<0.12s。

QRS 电轴：通常左偏（－90°～－30°）。

ST 段：正常。

T 波：正常。

QRS 波群：

- Ⅰ、aVL 导联
  - 窄 QRS 波群
    - 初始小 q 波
- Ⅱ、Ⅲ、aVF 导联
  - 窄 QRS 波群
    - 初始小 r 波，深 S 波，通常大于 R 波

QSR 波形：存在典型 $q_1 r_3$ 波形。

左前分支阻滞

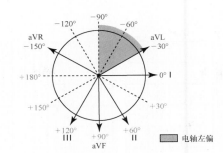

电轴左偏

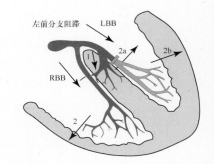

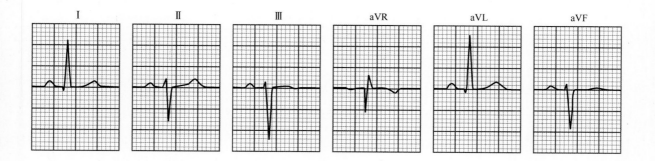

左后分支阻滞（LPFB）

QRS 时限：正常，稍<0.12s。

QRS 电轴：通常右偏（+110°～+180°）。

ST 段：正常。

T 波：正常。

QRS 波群：

- Ⅰ、aVL、V₅、V₆ 导联

- 窄 QRS 波群
  - Ⅰ、aVL、V₅、V₆ 导联初始不存在 q 波
  - Ⅰ、aVL 导联，初始为小 r 波，深 S 波
- Ⅱ、Ⅲ、aVF 导联
- 窄 QRS 波群
  - 初始小 q 波，高 R 波

QSR 波形：存在典型 $q_3 r_1$ 波形。

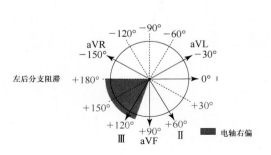

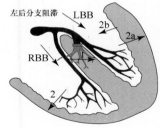

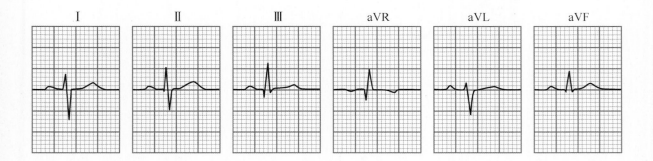

双分支阻滞——RBBB＋LAFB

QRS 时限: $>0.12s$。

QRS 电轴: 通常左偏 ($-90°\sim -30°$)

ST 段: 正常。

T 波: 正常。

QRS 波群:

- 典型的 RBBB, 在 V_1 导联上呈 RSR' 波形, V_6 导联呈陡直 S 波
- 典型左前分支传导阻滞在 III 导联上呈 rS 波形

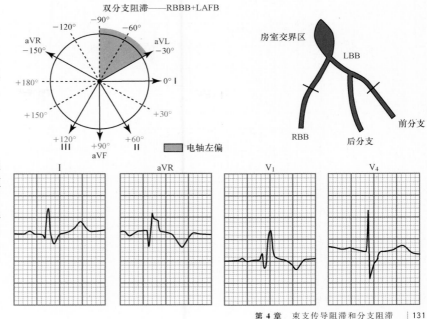

双分支阻滞——RBBB＋LAFB

电轴左偏

房室交界区

LBB

RBB　后分支　前分支

I　　aVR　　V_1　　V_4

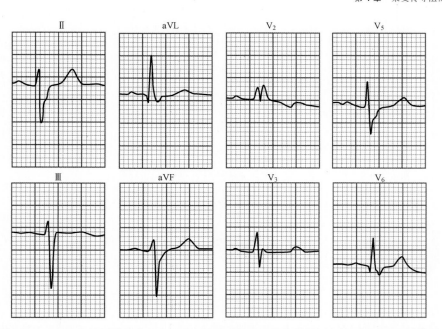

双分支阻滞——RBBB ＋LPFB

QRS **时限**：$>0.12s$。

QRS **电轴**：通常右偏（$+110°\sim+180°$）。

ST **段**：正常。

T **波**：正常。

QRS **波群**：

● 典型 RBBB，V_1 导联上呈 RSR' 波形，V_6 导联呈陡直 S 波

● 典型左后分支传导阻滞在 III 导联上呈小 q 波

双分支阻滞——RBBB+LPFB

电轴右偏

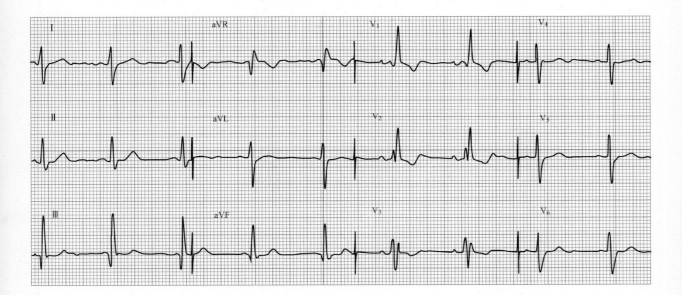

5 其他类型心电图改变

心腔扩大

右心房扩大

P 波

持续时间：通常正常（0.10s 或稍短）。

形状：典型时 Ⅱ、Ⅲ、aVF 导联呈高尖 P 波——肺型 P 波，$V_1 \sim V_2$ 导联呈高尖双向 P 波。

方向：Ⅱ、Ⅲ、aVF 导联呈正向（直立）波，V_1、V_2 导联呈双向波，且初始偏差大于终末偏差。

振幅：Ⅱ、Ⅲ、aVF 导联≥2.5mm。

右心房扩大的原因（右心房扩张及肥厚）：右心房

压力和（或）容积增加（如右心房负荷过重），通常有以下原因：

● 肺动脉瓣狭窄

● 三尖瓣狭窄及关闭不全（相对少见）

● 各种原因引起的肺动脉高压，包括慢性阻塞性肺疾病、持续性哮喘、肺栓塞、肺水肿、二尖瓣狭窄或关闭不全、先天性心脏病

右心房扩大的结果是形成典型的高尖、对称的 P 波——肺型 P 波。

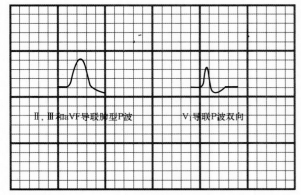

Ⅱ、Ⅲ和aVF导联肺型P波　　　　V₁导联P波双向

右心房扩大

左心房扩大

P 波

持续时间：通常>0.10s。

形状：

- 宽而直立（向上）的 P 波，在任意导联上持续时间≥0.10s。
- Ⅰ、Ⅱ、V₄~V₆ 导联上 P 波增宽带有切迹，呈双驼峰状，间隔≥0.04s——二尖瓣型 P 波。第一个驼峰代表右房除极，第二个驼峰代表扩大的左房除极。
- V₁、V₂ 导联上 P 波双向，总持续时间>0.10s，终末负向部分深度≤1mm（0.10mV），持续时间≤1mm（0.04s），即≤1 个小方格。P 波的初始正向部分代表右房的除极，终末负向部分代表扩大的左房的除极。

方向：Ⅰ、Ⅱ、V₄~V₆ 导联直立（向上），V₁、V₂ 导联双向，Ⅲ、aVF 导联可以是负向的。

振幅：通常正常（0.5~2.5mm）。

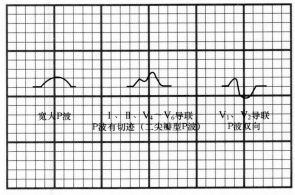

宽大P波　　Ⅰ、Ⅱ、V₄~V₆导联　　V₁、V₂导联
　　　　　P波有切迹（二尖瓣型P波）　P波双向

左心房扩大

左心房扩大的原因 (左房扩张及肥厚)：左心房压力和（或）容积增加（如左心房负荷过重），通常有以下原因：

- 二尖瓣狭窄及关闭不全
- 急性心肌梗死
- 左心衰竭

- 各种原因引起的左心室肥大，如主动脉瓣狭窄或关闭不全、系统性高血压、肥厚型心肌病

左心房扩大的结果是形成宽而有切迹的 P 波——二尖瓣型 P 波。这种 P 波也可以由电信号在左、右心房之间的房间隔传导时的延迟或阻滞导致。

右心室肥大（RVH）

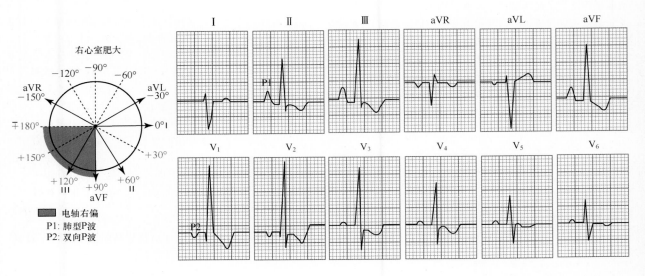

右心室肥大

aVR −150°　−120° −90° −60°　aVL −30°

∓180°　　0°I

+150°　　+30°

+120° +90° +60°
III　aVF　II

■ 电轴右偏
P1: 肺型P波
P2: 双向P波

P 波：通常同时存在右房扩大。

QRS 波群

持续时间：正常，0.12s 或稍短。

心室激动时间：V_1、V_2 导联延长超过正常上限 0.035s。

Q 波：Ⅱ、Ⅲ、aVF 导联可以存在。

R 波：Ⅱ、Ⅲ、V_1 导联可见较高 R 波，幅度通常＞7mm（＞0.7mV），在 V_1 导联上≥S 波的深度，V_2、V_3 导联上 R 波相对较高。

注意：V_1 导联上 R 波≥S 波的深度，也可见于急性后壁心肌梗死和右位心。

S 波：在Ⅰ、V_4～V_6 导联上相对深于正常，在 V_6 导联上，S 波的深度可以大于 R 波的高度。

ST 段：Ⅱ、Ⅲ、aVF、V_1 导联上 ST 段呈下斜型压低≥1mm，有时在 V_2、V_3 导联也可存在。

T 波：Ⅱ、Ⅲ、aVF、V_1 导联上通常倒置，有时在 V_2、V_3 导联上也倒置。

注意：长期右心室肥大的"劳损"型心电图改变呈下斜型压低的 ST 段及倒置 T 波，因而其 QRS-ST-T 波形被称为所谓的"曲棍球棒"形。

QRS 电轴：电轴右偏≥＋90°，成人＞110°，年轻人＞120°。

右心室肥大的原因：右心室压力和（或）容积增加（如右心室负荷过重），通常有以下原因：

- 肺动脉瓣狭窄及其他先天性心脏缺陷（如房间隔或室间隔缺损）
- 三尖瓣关闭不全（相对少见）
- 各种原因引起的肺动脉高压，包括慢性阻塞性肺疾病、持续性哮喘、肺栓塞、肺水肿、二尖瓣狭窄或关闭不全

左心室肥大（LVH）

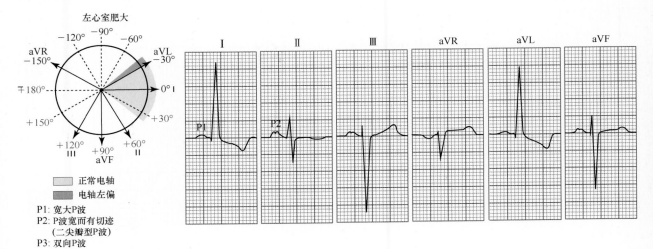

左心室肥大

正常电轴

电轴左偏

P1: 宽大P波
P2: P波宽而有切迹
（二尖瓣型P波）
P3: 双向P波

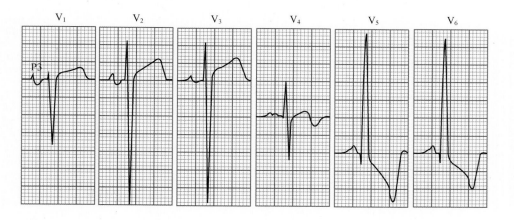

P 波：通常同时存在左房扩大。

QRS 波群

持续时间：正常，0.12s 或稍短。

心室激动时间：V_5、V_6 导联延长超过正常上限 0.05s。

R 波：Ⅰ、aVL、V_5、V_6 导联呈较高 R 波。

S 波：Ⅲ、V_1、V_2 导联 S 波较深。

QRS 电轴：通常正常，但是可以左偏（$>-30°$）。

ST 段：Ⅰ、aVL、V_5、V_6 导联上 ST 段呈下斜型压低 $\geqslant$1mm。

T 波：Ⅰ、aVL、V_5、V_6 导联上通常倒置，长时间左心室肥大的相应心电图改变呈 ST 段下斜型压低及倒置 T 波，因而其 QRS-ST-T 波形被称为所谓的"曲棍球棒"形。

左心室肥大的诊断：在某些固定导联上 R 波的振幅（或电压）及 S 波的深度（或电压）可以表明存在左心室肥大，见下表：

波	导联				
	Ⅰ	Ⅲ	aVL	V_1 或 V_2	V_5 或 V_6
R	$>$20mm ($>$2.0mV)		$>$11mm ($>$1.1mV)		$>$30mm ($>$3.0mV)
S			$>$20mm ($>$2.0mV)	$>$30mm ($>$3.0mV)	

左心室肥大的病因：左心室压力和（或）容积增加（如左心室负荷过重），通常有以下原因：

- 二尖瓣关闭不全
- 主动脉瓣狭窄或关闭不全
- 系统性高血压
- 急性心肌梗死
- 肥厚型心肌病

R 波与 S 波的振幅之和：在某些固定导联上当 R 波的振幅及 S 波的深度之和等于或超过以下值时，可以诊断为左心室肥大：

R（I、II 或 III）＋S（I、II 或 III）≥20mm（≥2.0mV）

R I ＋S III≥25mm（>2.5mV）

SV$_1$（或 SV$_2$）＋RV$_5$（或 RV$_6$）≥35mm（>3.5mV）

左心室肥大的诊断标准：当符合标准 1 和标准 2 时可以诊断左心室肥大：

标准 1：

R I 或 S III≥20mm（≥2.0mV）

或

R I ＋S III≥25mm（≥2.5mV）

或

S V$_1$（或 S V$_2$）＋R V$_5$（或 R V$_6$）≥35mm（≥3.5mV）

标准 2：

QRS 电轴位于 −30°～−15°或＜−30°（电轴左偏）或 ST 段压低≥1mm 同时 R 波振幅（或电压）符合诊断 LVH 的标准（见 143 页表）。

心包炎

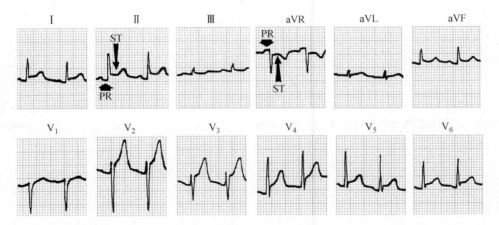

From Goldberger AL：*Myocardial infarction：Electrocardiographic differential diagnosis*，ed 4，
St Louis，Mosby，1991.

QRS 波群

振幅：如果不存在心包积液，QRS 振幅正常。如果存在心包积液，QRS 波群为低电压（振幅）。如果心包积液量大，可能会发生心脏压塞，导致 QRS 波群在正常和低电压之间转换，与呼吸变化一致（电交替）。

异常 Q 波/QS 波形：不存在。

ST 段：除了 aVR、V_1 导联外，多数导联的 ST 段抬高，因为心包炎通常会影响到心脏全部心肌的表面。aVR 导联上，ST 段正常或者轻度压低。随着心包炎治愈，ST 段恢复。

T 波：在心包炎的急性期，ST 段抬高的导联上 T 波升高，随着心包炎治愈，T 波变成倒置。

QT 间期：正常。

心包炎定位	ST 段抬高的导联
前壁	$V_2 \sim V_4$
侧壁	I 、aVL、V_5、V_6
下壁	II 、III 、aVF
广泛	I 、II 、III 、aVL、aVF、$V_2 \sim V_6$

电解质失衡

高钾血症

P 波：血钾水平接近 6.5mmol/L 时，P 波变平变宽，当血钾水平接近 7～9mmol/L 时，P 波消失。

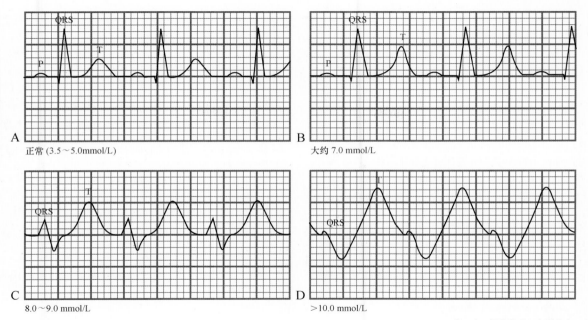

A 正常 (3.5～5.0mmol/L)

B 大约 7.0 mmol/L

C 8.0～9.0 mmol/L

D >10.0 mmol/L

PR 间期：可以正常或稍延长至大于 0.20s。当 P 波消失时，PR 间期亦不存在。

QRS 波群：血钾水平接近 6.0～6.5mmol/L 时，QRS 波群开始变宽，当血钾接近 10mmol/L 时，QRS 波群明显延长并且增宽至＞0.12s。此时 QRS 波群与 T 波相融合，导致 QRS-ST-T 波形为"正弦波"。

ST 段：血钾水平接近 6mmol/L 时，ST 段消失。

T 波：血钾水平接近 5.5～6.5mmol/L 时，T 波变成特征性的高尖、狭窄的 T 波，早期变化在 Ⅱ、Ⅲ、V_2～V_4 导联上易见。

高钾血症的病因：血钾水平超过正常 3.5～5.0mmol/L，常见病因有：

- 肾衰竭
- 使用特定利尿药（如氨苯蝶啶）

相关的心律失常

- 窦性停搏（血钾水平接近 7.5mmol/L 时可以发生）
- 心脏停搏（血钾水平接近 10～12mmol/L 时可以发生）
- 心室颤动（血钾水平接近 10～12mmol/L 时可以发生）

低钾血症

低钾血症

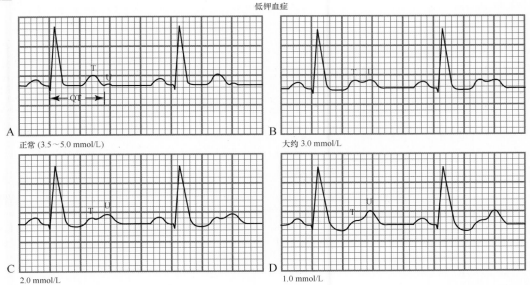

A 正常 (3.5～5.0 mmol/L)

B 大约 3.0 mmol/L

C 2.0 mmol/L

D 1.0 mmol/L

P 波：血钾水平接近 2mmol/L 时，P 波变得高尖，Ⅱ、Ⅲ、aVF 导联上振幅＞2.5mm（假肺型 P 波）。

QRS 波群：血钾水平接近 3.0mmol/L 时，QRS 波群开始变宽。

ST 段：可以压低 1mm 或更多。

T 波：血钾水平接近 3.0mmol/L 时 T 波变平，并且随着 U 波的增大而继续变小。T 波可以与 U 波融合或者变成倒置。

U 波：逐渐变大，当血钾水平接近 3.0mmol/L 时变得与 T 波一样高；当接近 2.0mmol/L 时，变得比 T 波还要高。当达到 1mmol/L 时，U 波变得巨大并且与 T 波融合。

QT 间期：当 U 波变大并且与 T 波融合时，可能看起来会延长，但实际上仍保持正常水平。

低钾血症的病因：血钾水平低于正常 3.5～5.0mmol/L，常见病因有：

- 由呕吐、抽吸胃液、过度使用利尿剂等造成的体液丢失钾（最常见）
- 低血镁（低镁血症）

低镁血症的心电图特征有时类似于低钾血症。

相关的心律失常：室性心律失常，包括尖端扭转型室速（可在低钾血症的同时，因使用洋地黄类药物而诱发）。

高钙血症

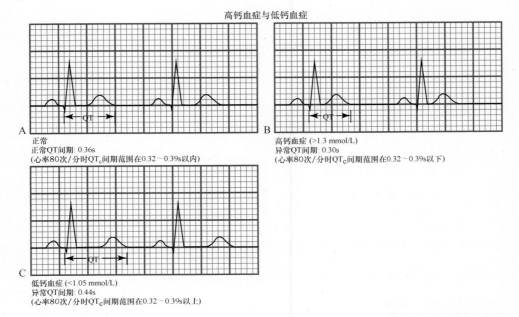

A 正常
正常QT间期: 0.36s
(心率80次/分时QT$_c$间期范围在0.32～0.39s以内)

B 高钙血症 (>1.3 mmol/L)
异常QT间期: 0.30s
(心率80次/分时QT$_c$间期范围在0.32～0.39s以下)

C 低钙血症 (<1.05 mmol/L)
异常QT间期: 0.44s
(心率80次/分时QT$_c$间期范围在0.32～0.39s以上)

QT 间期：比正常短。

高钙血症的病因：血钙水平超过正常 1.05～1.3mmol/L（或 100ml 含 4.25～5.25mg），常见病因有：

- 肾上腺功能不全
- 甲状旁腺功能亢进
- 长期制动
- 肾衰竭
- 恶性肿瘤
- 结节病
- 甲状腺功能亢进
- 维生素 A、D 中毒

低钙血症

ST 段：延长。

QT 间期：由于 ST 段延长导致比正常范围延长。

低钙血症的病因：血钙水平低于正常 1.05～1.3mmol/L（或 100ml 含 4.25～5.25mg），常见病因有：

- 慢性脂肪泻
- 使用利尿药（如呋塞米、利尿酸）
- 呼吸性碱中毒及通气过度
- 成人软骨病及儿童佝偻病
- 妊娠
- 甲状旁腺功能减退
- 低镁血症（可能与甲状旁腺激素的释放相关）

药物影响

洋地黄

PR 间期：延长超过 0.20s。

ST 段：多数导联上压低 1mm 以上，呈特征性的"鱼钩样"改变。

T 波：可以变平、倒置或双向。

QT 间期：短于正常。

洋地黄中毒：过量应用洋地黄可以对心脏及其电传导系统产生兴奋或抑制作用。

兴奋作用包括：

- 房性期前收缩
- 房性心动过速伴或不伴传导阻滞
- 非阵发性交界性心动过速

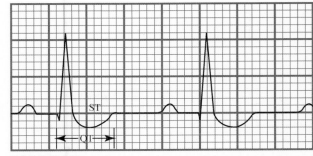

异常QT间期: 0.30s
(心率80次/分时QT$_c$间期范围在0.32~0.39s以下)

- 室性期前收缩
- 室性心动过速
- 心室颤动

抑制作用包括：

- 窦性心动过缓
- 窦房传出阻滞
- 房室传导阻滞

普鲁卡因胺

PR 间期：可以延长。

QRS 波群

持续时间：可以延长至超过 0.12s，此为普鲁卡因胺中毒的迹象。

R 波：振幅可以下降。

ST 段：可以压低 1mm 或以上。

T 波：振幅可以下降，偶尔可以增宽；并可由于 U 波的存在而出现切迹。

QT 间期：偶尔可以延长超过正常范围，此为普鲁卡因胺中毒的迹象。

普鲁卡因胺中毒：过量应用普鲁卡因胺可以对心脏及其电传导系统产生兴奋或抑制作用。

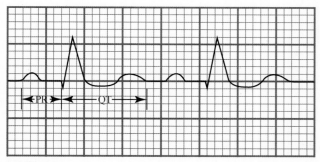

PR间期: >0.20s
QT间期: 延长, 0.45s
(心率80次/分时QTc间期范围在0.32～0.39s以上)
QRS波: 增宽, >0.12s

兴奋作用包括：

- 室性期前收缩
- 尖端扭转型室性心动过速
- 心室颤动

抑制作用包括：

- 心肌收缩力下降，可能导致低血压及充血性心力衰竭
- 房室传导阻滞
- 心室停搏

肺部疾病

肺栓塞（急性）

肺栓塞（急性）

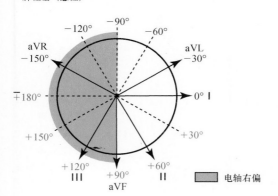

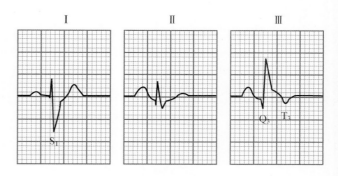

P 波：存在右心房扩大的表现（肺型 P 波）。

QRS 波群

　　Q 波：Ⅲ导联异常 Q 波。**S 波**：Ⅰ导联深 S 波。

　　T 波：Ⅲ导联倒置 T 波。

ST 段/T 波：$V_1 \sim V_3$ 导联上可能存在右心室增大的相应改变。

QRS 形态：新出现 S1Q3T3 型，另外，可能出现右束支传导阻滞。

QRS 电轴：$> +90°$。

相关心律失常：窦性心动过速。

慢性肺源性心脏病

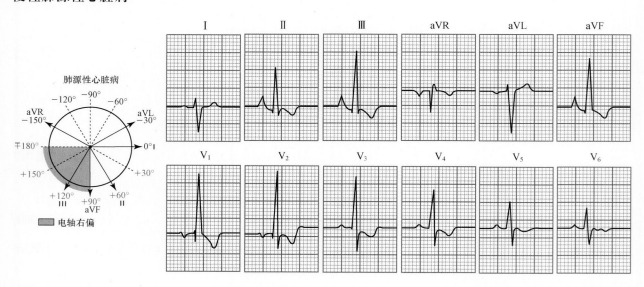

P 波：存在右心房扩大的表现（肺型 P 波）。

QRS 波群：存在右心室肥大表现。

ST 段/T 波：$V_1 \sim V_3$ 导联上可能出现右心室增大的相应改变。

QRS 电轴：$> +90°$。

相关心律失常

- 房性期前收缩
- 游走性房性起搏点
- 多灶性房性心动过速
- 心房扑动
- 心房颤动

早复极综合征

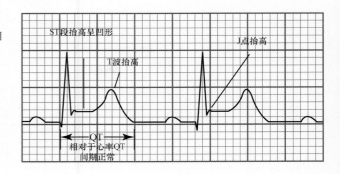

QRS 波群：通常不存在异常 Q 波。

ST 段：Ⅰ、Ⅱ、aVF 导联及前胸 V₂ ～ V₆ 导联上，ST 段抬高接近 1～3mm 以上，aVR 导联可以压低。

T 波：通常正常。

早复极综合征的病因：可以是健康人发生的心电图正常变异，常见于年轻人，有时可见于老年人。

低体温

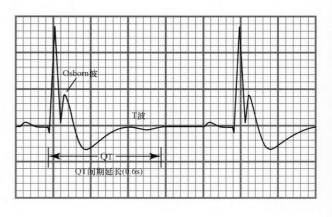

PR 间期：有时可以延长，超过 0.20s。

QRS 波群：有时可以异常增宽至>0.12s，典型时其后跟随 Osborn 波。

QT 间期：校正的 QT 间期（QTc 间期）有时可以延长。

Osborn 波：在 QRS 波群与 ST 段的交界处存在的一个正向狭窄的波，偏离基线，典型的情况下见于面对左心室的导联（Ⅰ、Ⅱ、Ⅲ、aVL、aVF、$V_3 \sim V_6$ 导联）。

相关心律失常：

- 窦性心动过缓
- 交界性心律失常
- 室性心律失常

预激综合征

心室预激

预激综合征

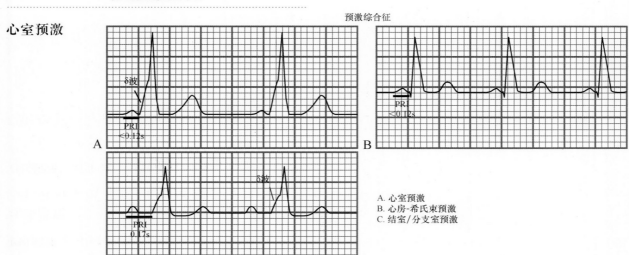

A. 心室预激
B. 心房-希氏束预激
C. 结室/分支室预激

PR 间期：异常、缩短，通常＜0.12s，界于 0.09～0.12s 之间。

QRS 波群：持续时间＞0.10s，存在预激波（δ 波）。

心房-希氏束预激

PR 间期：异常、缩短，通常＜0.12s。

QRS 波群：持续时间正常，0.10s 或稍短，不存在 δ 波。

预激综合征的病因

- 心室预激：电信号沿着房室交界旁的异常房室旁路下传，导致部分心室的提前去极化和 PR 间期的异常缩短

- 心房-希氏束预激：电信号沿着房室结旁异常的心房-希氏束通道下传，导致 PR 间期的异常缩短，但心室的去极化正常

- 结室/分支室预激：电信号沿着异常的结室纤维或分支室纤维异常下传，此通道位于整个希氏束或其远端纤维旁，导致心室的提前去极化，但 PR 间期正常

结室/分支室预激

PR 间期：正常，0.12s 或稍长。

QRS 波群：持续时间＞0.10s，存在 δ 波。

Brugada 综合征

QRS 波群：$V_1 \sim V_3$ 导联中 QRS 波群表现为右束支传导阻滞，无典型 RSR′ 波群形态。

ST 段：胸导联上的 QRS 波群异常，合并 ST 段无缺血性抬高（无倒置）。

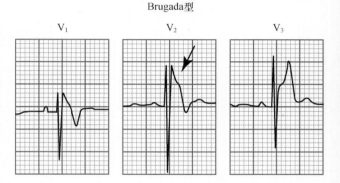

Brugada型

V_1　　　V_2　　　V_3

6

急性心肌梗死

心肌梗死定位及梗死相关血管

间隔部心肌梗死

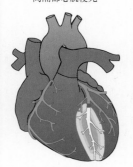

梗死相关血管：
左前降支之间隔支

局限前壁心肌梗死

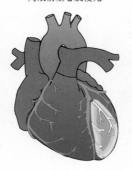

左前降支之对角支

前间隔心肌梗死

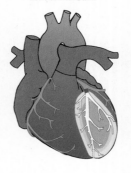

左前降支之对角支及间隔支

高侧壁心肌梗死

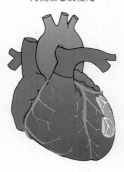

左前降支之对角支
回旋支之钝缘支

前侧壁心肌梗死

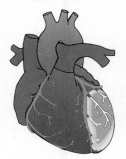

梗死相关血管：

左前降支之对角支
左回旋支之前侧缘支

广泛前壁心肌梗死

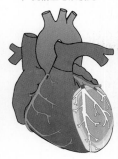

左前降支
左回旋支之前侧缘支

下壁心肌梗死

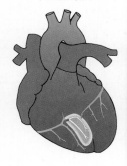

右冠状动脉（或左回旋支）之左室后支

后壁心肌梗死

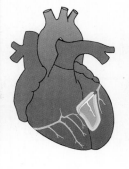

左回旋支远端和（或）其后外侧分支

右室心肌梗死

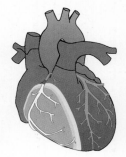

右冠状动脉

间隔部心肌梗死

早期

　　第一阶段：发病初（0～2h）
　　心电图变化：

- 正对的 V_1、V_2 导联：
  - 正常"间隔 r 波"消失，代之以 QS 波形成
  - ST 段抬高伴高大 T 波
- 在 I、II、III、aVF 导联及 V_4～V_6 导联：
  - 正常"间隔 q 波"消失
- 背对的 II、III、aVF 导联：上述导联心电图无明显变化

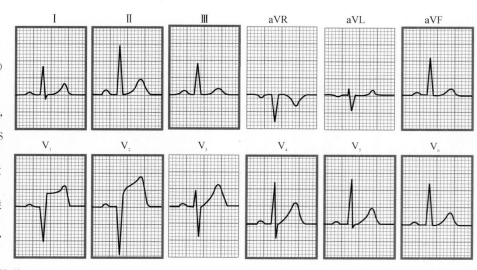

第二阶段：发病第 1 天（2～24h）

  心电图变化：

  ● 正对的 V_1、V_2 导联：

   ST 段抬高最显著

后期

  第三阶段：发病后 2～3 天（24～72h）

  心电图变化

  ● 在正对的 V_1～V_2 导联：

   ● 呈 QS 型伴 T 波倒置

   ● ST 段回落至基线水平

  ● 在背对的 Ⅱ、Ⅲ、aVF 导联：

   ● 上述导联心电图无明显变化

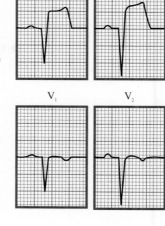

局限前壁心肌梗死

早期

第一阶段：发病初（0～2h）

心电图变化

- 在正对的 V_3、V_4 导联：
  - ST 段抬高伴高大 T 波，R 波振幅升高
- 在背对的Ⅱ、Ⅲ、aVF 导联：
  - 上述导联心电图无明显变化

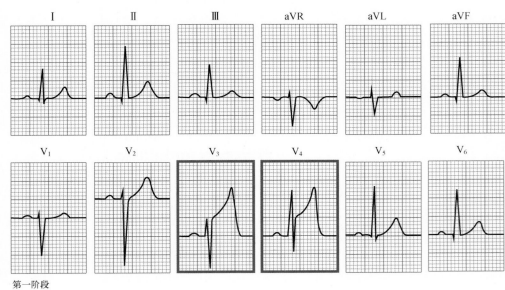

第一阶段

第二阶段：发病当天（2～4h）

心电图变化

- 在正对的 V_3、V_4 导联：
  - 出现异常小 Q 波
  - ST 段抬高最显著

后期

第三阶段：发病后 2～3 天（24～72h）

心电图变化

- 在正对的 V_3、V_4 导联：
  - 呈 QS 型伴 T 波倒置
  - ST 段回落至基线水平
- 在背对的 Ⅱ、Ⅲ、aVF 导联：
  - 上述导联心电图无明显变化

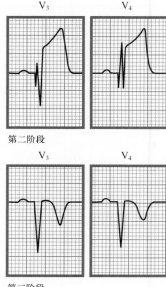

第二阶段

第三阶段

前间隔心肌梗死

早期

第一阶段：发病初
（0～2h）

心电图变化：

- 在正对的 V_1～
  V_4 导联：
  - V_1、V_2 导联正
    常"间隔 r 波"
    消失，代之以
    QS 波形成
  - V_1～V_4 导联
    ST 段抬高伴
    高大 T 波
  - V_3、V_4 导联
    R 波振幅
    升高

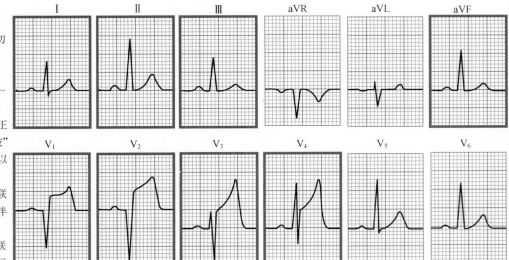

第一阶段

- 在 I、II、III、aVF 导联及 $V_4 \sim V_6$ 导联：
  - 正常"间隔 q 波"消失
- 背对的 II、III、aVF 导联：
  - 上述导联心电图无明显变化

第二阶段：发病第 1 天（2～4h）

心电图变化

- 在正对的 $V_1 \sim V_4$ 导联：
  - V_3、V_4 导联出现异常小 Q 波
  - $V_1 \sim V_4$ 导联 ST 段抬高最显著

后期

第三阶段：发病后 2～3 天（24～72h）

心电图变化

- 在正对的 $V_1 \sim V_4$ 导联：
  - 呈 QS 型伴 T 波倒置
  - ST 段回落至基线水平
- 在背对的 II、III、aVF 导联：

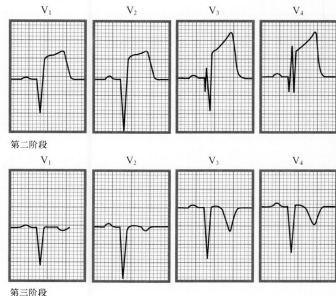

第二阶段

第三阶段

- 上述导联心电图无明显变化

高侧壁心肌梗死

早期

第一阶段：发病初（0～2h）

心电图变化

- 在正对的 I、aVL 及 V$_5$、V$_6$ 导联：
  - 在 I、aVL 及 V$_5$ 和（或）V$_6$ 导联 ST 段抬高伴高大 T 波，R 波振幅升高
- 在背对的 II、III、aVF 导联：
  - ST 段压低

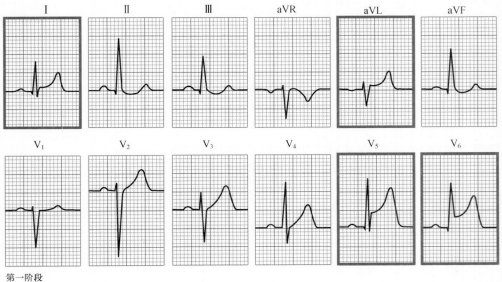

第一阶段

第二阶段：发病第 1 天（2～24h）

　　心电图变化

- 在正对的 I、aVL 及 V_5、V_6 导联：
  - 在 I、aVL 及 V_5 和（或）V_6 导联出现异常小 Q 波
  - 并伴有 ST 段明显抬高

I

第二阶段

I

第三阶段

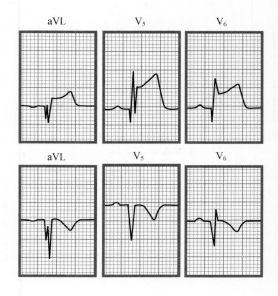

aVL　　　V_5　　　V_6

aVL　　　V_5　　　V_6

后期

　　第三阶段：发病后 2～3 天（24～72h）

心电图变化

- 在正对的 Ⅰ、aVL 及 V₅、V₆ 导联：
  - Ⅰ、aVL 导联异常 Q 波形成，R 波矮小，伴 T 波倒置
  - 在 V₅ 和（或）V₆ 导联呈 QS 型，R 波矮小或消失

伴 T 波倒置

- ST 段回落至基线水平
- 在背对的 Ⅱ、Ⅲ、aVF 导联：
  - T 波高大
  - ST 段回落至基线水平

前侧壁心肌梗死

早期

第一阶段：发病初
（0～2h）

心电图变化

- 在正对的 I、
  aVL 及 $V_3 \sim V_6$
  导联：
  - ST 段抬高伴
    高大 T 波，
    R 波振幅
    升高
- 在背对的 II、
  III、aVF 导联：
  - ST 段压低

I II III aVR aVL aVF

V_1 V_2 V_3 V_4 V_5 V_6

第一阶段

第二阶段：发病第 1 天
（2～24h）

　　心电图变化：

- 在 正 对 的 Ⅰ、
  aVL 及 V₃～V₆
  导联：
  - 出现异常小
    Q 波
  - ST 段抬高最
    明显

后期

　　第三阶段：发病后
2～3 天（24～72h）

　　心电图变化：

- 在 正 对 的 Ⅰ、
  aVL 及 V₃～V₆

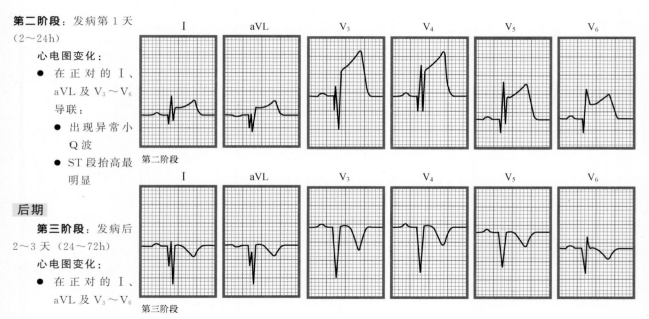

第二阶段

第三阶段

导联：

- Ⅰ、aVL 导联异常 Q 波形成，R 波矮小，伴 T 波倒置
- V₃～V₆ 导联呈 QS 型，R 波矮小或消失，伴 T 波倒置
- ST 段回落至基线水平

- 在背对的 Ⅱ、Ⅲ、aVF 导联：
  - T 波高大
  - ST 段恢复至基线水平

下壁心肌梗死

早期

第一阶段：发病初
（0～2h）

心电图变化

- 在正对的 Ⅱ、
  Ⅲ、aVF 导联：
  - ST 段抬高伴
    高大 T 波，
    R 波振幅
    升高
- 在背对的 Ⅰ、
  aVL 导联：
  - ST 段压低

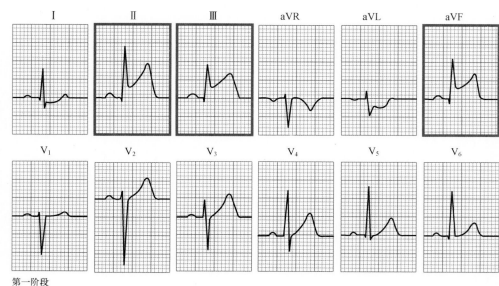

第一阶段

第二阶段：发病第 1 天（2～4h）

    心电图变化：

- 在正对的 Ⅱ、Ⅲ、aVF 导联：
  - 出现异常小 Q 波
  - ST 段抬高最显著

后期

    第三阶段：发病后 2～3 天（24～72h）

    心电图变化：

- 在正对的 Ⅱ、Ⅲ、aVF 导联：
  - 呈 QS 型，R 波矮小或消失，伴 T 波倒置
  - ST 段回落至基线水平
- 在背对的 Ⅰ、aVL 导联：
  - T 波高大
  - ST 段恢复至基线水平

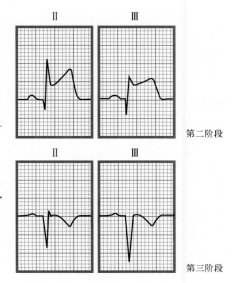

第二阶段

第三阶段

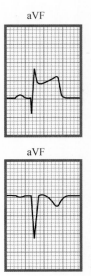

后壁心肌梗死

早期

第 一 阶 段：发病初（0～2h）

心电图变化：

- 无正对导联
- 在背对的 $V_1 \sim V_4$ 导联：
  - $V_1 \sim V_4$ 导联 ST 段压低
  - V_1 导联 T 波倒置，有时 V_2 导联也会出现 T 波倒置

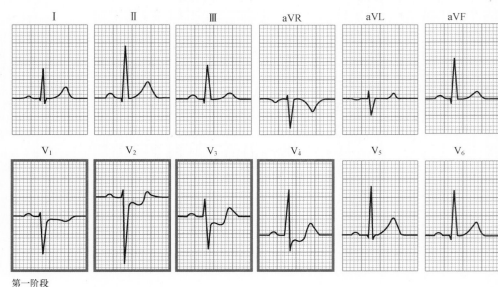

第一阶段

第二阶段：发病第 1 天（2～24h）

　　心电图变化

- 无正对导联
- 在背对的 V_1～V_4 导联：
  - ST 段明显压低至最大幅度

后期

　　第三阶段：发病后 2～3 天（24～72h）

　　心电图变化

- 无正对导联
- 在 V_1～V_4 背对导联：
  - 出现大 R 波伴高大 T 波，V_1 导联 R 波高大且宽（宽度＞0.04s），其两肢不对称且有切迹
  - V_1 导联 S 波幅度减小，R/S 波幅度之比＞1
  - V_1～V_4 导联 ST 段恢复至基线水平

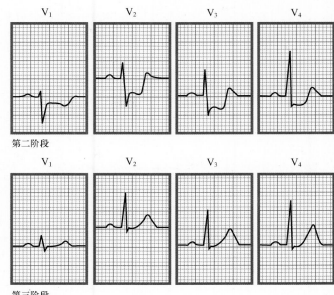

第二阶段

第三阶段

右心室心肌梗死

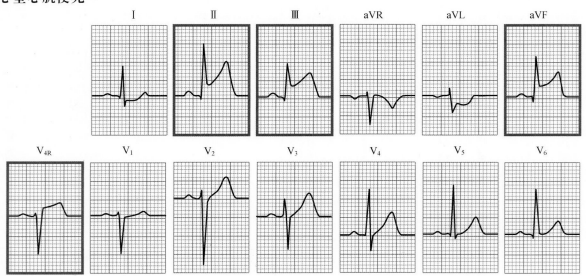

早期

第一阶段：发病初（0～2h）

心电图变化：

- 在正对的 Ⅱ、Ⅲ、aVF 及 V$_{4R}$导联：
  - ST 段抬高
  - Ⅱ、Ⅲ、aVF 导联见高大 T 波且 R 波振幅升高
- 在背对的 Ⅰ、aVL 导联：
  - ST 段压低

第二阶段：发病当天（2～4h）

心电图变化：

- 在正对的 Ⅱ、Ⅲ、aVF 及 V$_{4R}$导联：
  - Ⅱ、Ⅲ、aVF 导联出现异常小 Q 波
  - ST 段抬高至最显著
  - V$_{4R}$导联 ST 段抬高但也可能是正常的

后期

第三阶段：发病后 2～3 天（24～72h）

心电图变化

- 在正对的 Ⅱ、Ⅲ、aVF 及 V$_{4R}$导联：
  - Ⅱ、Ⅲ、aVF 导联呈 QS 型，R 波矮小或消失
  - T 波倒置
  - ST 段回落至基线水平
- 在背对的 Ⅰ、aVL 导联：
  - T 波高大
  - ST 段恢复至基线水平

7 急性冠状动脉综合征的处理

急性冠状动脉综合征的症状及体征

在没有发生休克或心脏停搏的急性心肌梗死（MI），胸痛是最常见的症状，出现在 70%～80% 的患者中。一个或多个下述的症状及体征经常伴随急性冠状动脉综合征（ACS）的疼痛出现，这取决于心力衰竭出现的程度以及是否出现心律失常。需特别注意的是，很多这样的症状和体征甚至出现在无胸痛表现的患者，即所谓的*隐匿性急性MI*。尤其对于中年或老年患者，当发现任何下述一个或多个症状者需怀疑急性 MI 可能。

急性冠状动脉综合征症状

- **全身及神经系统症状**：焦虑和恐惧、极度的疲乏无力、烦躁不安、伴濒死感（对即将到来厄运的预感）是常见的。头晕或眩晕、失神、神志不清、定向障碍、嗜睡或者意识丧失都有可能出现。
- **心血管系统症状**：胸痛和心悸或"心脏漏跳感"通常出现在大部分患者中。

- **呼吸系统症状**：呼吸困难常见，经常伴有窒息感、胸部压迫感甚至呼吸时胸痛。憋喘，阵发咳嗽，常常产生大量泡沫痰，经常为淡粉或淡红色（咯血）。
- **消化系统症状**：常见恶心，伴或不伴呕吐及食欲缺乏（厌食）。如果患者出现胃肠道症状，特别是当胸痛放射至上腹部，常被误以为是消化不良的症状而忽视心脏病发作。

急性冠状动脉综合征体征

- **全身状况及神经系统体征**：发病初可能清醒，但是烦躁、焦虑、恐惧或者言语混乱以及定向力不准。患者可能出现嗜睡和无反应，而后意识丧失甚至抽搐。
- **生命体征**
- **脉搏**　脉搏过快超过 100 次/分多见（心动过速），也可以在 60～100 次/分的正常范围内，或低于 60 次/分（心动过缓）。节律规整或不齐；脉搏搏动可以正常、有力、丰满。出现低血压或休克时，脉搏触之细弱。

- 呼吸 呼吸浅快，频率超过 16 次/分（呼吸过速），也可在 12~16 次/分之间（正常呼吸）或更少。呼吸节律规整或不齐。呼吸深度可正常、变浅或加深。呼吸可能困难、有响声或喘息。可出现呼吸过度。如果有严重肺淤血或肺水肿出现时，辅助呼吸肌在呼吸时可凹陷。
- 血压 收缩压可以正常或升高（>140mmHg），或者在出现低血压或休克时降低（<90mmHg）。
- 皮肤 皮肤通常苍白、发凉、多汗和湿冷。如果出现肺淤血或肺水肿时可见皮肤、指甲床及黏膜发绀。休克时皮肤可出现蓝红相间花斑。口唇颜色可正常、苍白或发绀。毛细血管慢复流提示循环灌注不足。
- 静脉 患者平卧或 45°高枕卧位时，可见颈静脉正常充盈、中度怒张（见于左心衰竭或轻度右心衰竭），明显怒张伴搏动（见于重度右心衰竭）或萎陷（见于低血压或休克）。身体浅静脉也会出现正常充盈、怒张或萎陷。
- 心血管系统体征 听诊心音通常遥远。第四心音（S_4）是非诊断性的，但闻及第三心音（S_3）则提示左心功能不全。摩擦音提示心肌炎性改变。
- 呼吸系统体征 呼吸运动可以正常或费力、喘息；喉咙部干鸣；阵发性咳嗽并咳泡沫痰，经常为淡粉或淡红色（咯血）。一侧肺或两肺叩诊可呈浊音，尤以肺后底部为著。听诊呼吸音可正常、减弱或消失。于一侧或双侧肺底，或上到后肩胛区或满肺均可闻及湿啰音、喘鸣音、干啰音，可能还有大的气过水声或水泡音。
- 机体组织水肿 右心衰竭可出现下肢凹陷性水肿，尤其在脚踝、脚以及胫前（足部和胫前水肿），凹陷性水肿还见于脊柱上的背部下方（骶前水肿）以及腹壁。当整个机体组织均出现水肿时，即为全身性水肿。

危险分层

一旦完成病史采集及体格检查，临床医生应当对患者的症状是否符合 ACS 进行准确判断。在单纯依靠心电图（ECG）和心肌酶以前，进行风险评估是非常重要的，原因如下：①心电图可能不具备诊断意义和（或）②心肌酶无法测得，或患者需转至特定医疗单位救治。框图 7-1 提供了疑似 ACS 的胸痛评估方法。此时，一份诊断性的 12 导联 ECG 应已完成，评价是 ST 段抬高型心肌梗死（STEMI）还是非 ST 段抬高型心肌梗死（NSTEMI）。

12 导联心电图

12 导联 ECG 是对疑似 ACS 患者的重要检查手段。如果 ECG 出现相邻导联诊断性的 ST 段抬高（如正文第 17 章所讨论的），则诊断为 STEMI。如果出现 ST 段压低或 T 波倒置，则更可能是非 STEMI；但需除外后壁 MI 可能。如果缺少 ST 段的变化，则有可能是不稳定型心绞痛。根据心肌损伤标志物升高与否来判断患者是不稳定型心绞痛还是非 ST 段抬高

型心肌梗死。无论如何，只有认识到 ECG 的不足，才会让明智的临床医生更有把握地做出 ACS 的诊断。

框图 7-1　有 ACS 症状患者延误就诊的原因

- 主观预期更显著的表现
- 认为症状不严重或将自行缓解
- 尝试"自我治疗"，抑酸药、自备的硝酸甘油以及阿司匹林等
- 自以为是关节炎、肌肉痉挛等慢性病所致
- 对再灌注治疗的获益或急救的重要性缺乏认识
- 担心出现"虚惊一场"的尴尬，认为只有专业人士"认定"方可就医
- 没有察觉已处于危险之中
- 年轻，既往体健（尤其男性）
- 女性
- 规律按医嘱服药或已针对危险因素进行生活方式的改善

摘自：Finnegan JR Jr, Meischke H, Zapka JG, et al: Patient delay in seeking care for heart attack symptoms: findings from focus groups conducted in five U. S. regions, Prev Med 31: 205-13, 2000.

ST 段抬高的患者中有超过 90％是根据心肌损伤标志物来确诊的。多达 25％肌酸激酶同工酶（CK-MB）升高的 NSTEMI 患者会进展成 Q 波型心肌梗死（MI），而余下的 75％为非 Q 波型 MI。在 ECG 完全正常的胸痛患者中，大

约 1%～6% 的患者最终诊断为 NSTEMI，而至少 4% 将是不稳定型心绞痛。

发病初的心电图如不具诊断意义，则需动态监测心电图变化或根据心电监护来捕捉 ECG 上 ST 段的细微变化，由此来确定诊断并适当修改治疗方案。当患者发病时需立即行心电图检查，如果疼痛是由 ACS 所致，则当患者有症状时行 12 导联 ECG 检查可更加准确地观察到 ST 段的改变。

急性冠状动脉综合征的处理

A. 胸痛患者的初步评估及处理

院前/急诊室

- 鼻导管吸氧 2～4L/min，如出现呼吸窘迫可予 100% 非循环呼吸面罩（NRB）吸氧
- 当获得生命体征时，快速评估患者循环状态，包括意识水平，当病情需要及环境许可时反复评估

- 开始 ECG 监测有意义的心律失常
- 开通静脉（IV）通路，予生理盐水或 5% 葡萄糖液（D5W），保证血管入路通畅（TKO）便于用药。
- 采取上述措施的同时，简要采集病史并进行体格检查以确定胸痛原因
- 描记 12 导联 ECG（如果需要加做 V_{4R} 导联），使用有或无计算机解释的 ECG 监测，如适合，将 12 导联 ECG 和（或）计算机 ECG 解释传到基地医院，让医师对心电图做出解读
  - 解读心电图是否为
    - 正常 ECG
    - 无诊断意义 ECG
    - ST 段压低
    - ST 段抬高型 MI（标准 A）
- 评价 ECG。如果出现下列任何一条心电图改变，则可做出急性 MI 的诊断：
  - 两个或两个以上邻近导联 ST 段抬高≥1mm（可

○ 定位急性前壁、侧壁、下壁或者右室 MI)

○ 两个或两个以上邻近胸前导联 ST 段压低≥1mm
  [可定位急性后壁 MI（译者存疑）]

○ 心电图发现新发或可能新发 LBBB 则可诊断为
  急性 MI

B. 疑似急性心肌梗死的初步处理及评估

院前/急诊室

● 予阿司匹林 162～325mg 嚼服

● 若胸痛仍未缓解：

○ 如果患者收缩压≥100mmHg，可予硝酸甘油
  0.4mg 舌下片剂含服或舌喷雾剂。给药时让患
  者坐下或平卧。如果疼痛持续存在且血压并未
  下降，可大约每 5min 重复上述措施，硝酸甘油
  总共不宜超过 3 片或 3 次喷剂。

以及

如果给予硝酸甘油第 3 次后仍未起效或者胸痛严重：

○ 则给予硫酸吗啡 2～4mg 缓慢静脉注射 3～
  5min，如仍不缓解 5～10min 内可重复注射。
  总量不宜超过 10～20mg。

● 开始静脉滴注硝酸甘油，起始速率为 5μg/min，每
  5～10min 增加滴注速率 5μg/min。当出现下列情况之
  一时停止滴注速率的增加，并维持当前速率：

○ 胸痛缓解

○ 血压正常患者的平均动脉压下降了 10%

○ 高血压患者的平均动脉压下降了 30%

以及

任何时候平均动脉压<80mmHg 或收缩压<90mmHg：

○ 减慢或暂停静脉滴注硝酸甘油

● 如果患者出现不安和焦虑，而只有少许或没有疼痛
  时，可考虑抗焦虑药：

○ 给予安定 2.5～5mg 或劳拉西泮 0.5～1mg 缓慢
  静脉注射

● 如果出现恶心、呕吐：

- 可给予盐酸异丙嗪 12.5～25mg 或昂丹司琼 4mg 静脉注射
  - 一旦 STEMI 确诊
    - 则立即进入 C 部分，*再灌注治疗：STEMI 方案*

C. 再灌注治疗：ST 段抬高型心肌梗死方案

一旦 12 导联心电图所示符合 STEMI 诊断标准，则需立即决定最适合的再灌注治疗方案。

如果在 90min 内可以行 PCI 手术，则施行急诊 PCI。

急诊经皮冠状动脉介入治疗

急诊室

- 给予抗凝剂如低分子肝素（依诺肝素）或普通肝素
  - 静脉注射依诺肝素 30mg，15min 内皮下注射依诺肝素 1mg/kg

  或者

  - 静脉注射普通肝素 60U/kg 的负荷量（体重≥70kg 的患者其负荷量最大为 4000U），随后给予 12U/（kg·h）静脉泵入（体重＞70kg 的患者其维持量最大为 1000U/h）以维持活化部分凝血活酶时间（APTT）在 50～70s 之间。

- 对于年龄在 75 岁以下的广泛前壁 MI 且出血风险小的患者应该考虑应用血小板膜糖蛋白 Ⅱb/Ⅲa（GPⅡb/Ⅲa）受体拮抗剂
  - 给予阿昔单抗 0.25mg/kg 静脉注射并开始予 0.125μg/（kg·min）持续静脉泵入

  或者

  - 给予埃替非巴肽 180μg/kg 静脉注射并开始予 2μg/（kg·min）持续静脉泵入

- 尽快转移患者至导管室
- 如果在 90min 之内无法施行 PCI 治疗
  - 判断患者溶栓治疗的适应证（框图 7-2）
  - 判断患者有无溶栓治疗的绝对禁忌证（框图 7-3）
  - 实行溶栓治疗

框图 7-2 溶栓治疗适应证检查表

早期患者评估			病史		
是	否		是	否	
☐	☐	胸痛持续时间＞15min 但＜12h	☐	☐	近期（6 周内）大手术（如颅内或脊柱内手术），产科分娩，器官活检，或难以压迫止血的血管穿刺
☐	☐	高血压：收缩压＞180mmHg	☐	☐	近 6 个月内明确的头颅和面部创伤
☐	☐	舒张压＞110mmHg	☐	☐	妊娠女性
☐	☐	左右上肢的收缩压相差超过 15mmHg（怀疑主动脉夹层动脉瘤）	☐	☐	继发于严重肝病或肾病以及抗凝药物的凝血功能缺陷
☐	☐	出现充血性心力衰竭的症状及体征	☐	☐	超过 10min 的心肺复苏（CPR）
☐	☐	出现心源性休克的症状及体征	☐	☐	任何可能发生出血的其他情况，特别是由于出血部位特殊导致难以处理
☐	☐	12 导联心电图可见显著的 ST-T 改变	☐	☐	脑血管病，包括脑血管意外（CVA）、癫痫、脑血管瘤、颅内占位病变、动静脉（AV）畸形
☐	☐	估计到达急诊室的时间	☐	☐	怀疑主动脉夹层或已知的主动脉瘤

绝对禁忌证

- 活动性内脏出血（如消化道出血、泌尿生殖器出血）；不包括月经
- 既往有脑出血病史
- 近 3 个月内严重的颅或面部闭合性创伤
- 近 3 个月内的缺血性脑卒中
- 近期的颅内或脊髓内手术或创伤
- 已知的颅内肿瘤、动静脉畸形或脑动脉瘤
- 怀疑主动脉夹层

相对禁忌证

- 近期穿刺了难以压迫的血管
- 已知的出血倾向体质
- 对链激酶/复合纤溶酶链激酶：既往（5 天之前）有暴露史或既往有对这些药的过敏史

- 引起创伤及长时间（超过 10min 以上）的心肺复苏术（CPR）
- 3 周内的大手术术后
- 目前正服用口服抗凝药（如华法林）致 INR ≥ 2～3
- 近 2～4 周内有消化道、泌尿生殖系统或其他器官的出血病史
- 活动性消化性溃疡
- 慢性严重控制不佳的高血压病史
- 发病时出现未控制的严重高血压（收缩压 > 180mmHg 或舒张压 > 110mmHg）
- 超过 3 个月的缺血性脑血管事件、痴呆或其他未被绝对禁忌证包括的颅内病理情况
- 妊娠

溶栓治疗

急诊室

如果患者确诊为急性 MI 并且无溶栓治疗的禁忌证：

- 给予溶栓剂
  - 给予瑞替普酶 10U 静脉注射（时间 > 2min），30min 内重复注射上述剂量

  或者

  - 根据患者体重调整替奈普酶 30～50mg 于 5s 静脉注射（详见表 7-1）。

- 给予抗凝剂如低分子肝素（依诺肝素）或普通肝素
  - 静脉注射依诺肝素负荷量 30mg，15min 内皮下注射依诺肝素 1mg/kg

  或者

  - 给予普通肝素 60U/kg 的负荷量静脉注射（体重 ≥70kg 的患者其负荷量最大为 4000U），随后予 12U/（kg·h）静脉泵入（体重＞70kg 的患者最大量为 1000U/h）以维持 APTT 在 50～70s 之间

- 对于年龄在 75 岁以下的广泛前壁心肌梗死且出血风险小的患者应该考虑应用 GPⅡb/Ⅲa 受体拮抗剂。
  - 给予阿昔单抗 0.25mg/kg 静脉注射并开始予 0.125μg/（kg·min）持续静脉泵入

  或者

  - 给予埃替非巴肽 180ug/kg 静脉注射并开始予 2μg/（kg·min）持续静脉泵入

表 7-1　替奈普酶（TNK-tPA）剂量表					
患者体重	＜60kg	60～70kg	70～80kg	80～90kg	≥90kg
TNK-tPA（mg）	30mg	35mg	40mg	45mg	50mg
剂量（ml）	6ml	7ml	8ml	9ml	10ml

提示：如果联合应用血小板膜糖蛋白（GPⅡb/Ⅲa）受体拮抗剂及溶栓剂治疗，则溶栓剂的剂量应减为上文所述剂量的半量（例如，瑞替普酶起始负荷量减为 5U 静脉注射；替奈普酶起始负荷量减为 15～25mg 静脉注射）。

注意：一旦患者采用上述溶栓治疗后，就应严密监测任何出血发生。

D. 充血性心力衰竭（CHF）的处理

左心室心肌梗死所致左心衰竭

院前/急诊室

如果患者由于左心室 MI 导致左心衰竭，出现 CHF

的症状及体征，则：

- 让患者半卧位或直立位，如可能，让患者放松并解开紧身衣物
- 保证呼吸道通畅并予高浓度吸氧
- 重新评估患者生命体征，包括呼吸及循环状态
- 患者收缩压在 100mmHg 或 100mmHg 以上时可应用血管扩张剂，以减轻肺淤血及肺水肿，如果没有，更早使用可止痛
  - 予硝酸甘油 0.4mg 舌下片剂含服或经舌喷服；如未缓解可间隔 5～10min 重复上述措施。硝酸甘油总共使用不宜超过 3 次

    和
  - 起始予硝酸甘油 10～20μg/min 持续静脉泵入，并可以每 5～10min 将液体速度加快 5～10μg/min，直到患者心力衰竭体征及症状缓解或达到最大剂量

400μg/min

提示：如果用药期间患者出现平均动脉压降至 80mmHg 以下或收缩压降至 90mmHg 以下时：

  - 减慢或暂停静脉泵入硝酸甘油
- 开始持续气道正压（CPAP）模式辅助通气（框图 7-4）
  - 如果出现容量超负荷表现如显著外周水肿等体征，可应用速效利尿剂减轻肺水肿
  - 给予呋塞米 20～40mg（0.20～0.50mg/kg）缓慢静脉注射 4～5min

提示：利尿剂治疗急性 CHF 的作用尚存争议，应根据患者容量负荷状态结合肾功能及重要电解质，如血钠和血钾的水平来决定其应用。

- 如果考虑应用血管紧张素转化酶（ACE）抑制剂
  - 给予卡托普利 6.25～12.5mg 舌下含服

框图 7-4 应用 CPAP 模式简介

持续气道正压通气（CPAP）模式已显示可快速改善生命体征、气体交换、呼吸功，缓解呼吸困难的感觉，并可以减少哮喘、慢性阻塞性肺疾病、肺水肿、充血性心力衰竭、肺炎患者因呼吸短促而进行气管插管的发生率。对于 CHF 患者，CPAP 通过减轻心脏前负荷及后负荷来改善血流动力学。

适应证：

任何患者出现除肿瘤以外的疾病所导致的呼吸短促并且：

a. 神志清醒能够配合

b. 年龄在 12 岁以上并能适应 CPAP 面罩

c. 能够保证气道通畅（昏迷指数＞10）

d. 收缩压超过 90mmHg

e. 临床症状与体征符合哮喘、COPD、肺水肿、CHF 或肺炎表现

禁忌证：

1. 患者出现呼吸停止

2. 怀疑气胸

3. 患者已行气管切开术

4. 正在呕吐

警惕：

下列情况需谨慎使用：

a. 既往尝试无创通气未成功

b. 患者自觉恶心或呕吐

c. 难以进行呼吸运动

操作步骤：

1. **向患者详细解释操作流程**

2. 保证通气装置有充足的氧气提供

3. 给予患者持续脉氧及心电监护

4. 将输送装置放在鼻口上面，起始予 5cmH₂O（呼气末正压（PEEP），根据需要逐渐滴定 PEEP 值，最大不超过 20cmH₂O

5. 检查机器防止漏气

6. 至少每隔 5min 监测生命体征。CPAP 通气模式可引起血压降低。意识水平是评价呼吸窘迫程度的最敏感指标

7. 如果呼吸状态持续恶化，撤掉机器考虑采用球囊-活瓣面罩（BVM）正压通气或气管插管

撤机步骤：

1. 除非患者不能耐受面罩或发生呼吸衰竭，否则 CPAP 治疗应持续不应撤除

尤其注意：

1. 对于院前急救来讲，除非院内设施完全到位否则不应撤机

2. 上机后 5～10min 大多数患者呼吸会有明显改善。如果未见改善则需采用间歇正压通气模式

3. 警惕患者出现胃扩张。嘱患者通过鼻呼吸避免吞咽空气

4. 硝酸甘油应静脉给药而避免喷服，以防止散布到救援人员身上。如给予硝酸甘油片剂，则应尽量减少对 CPAP 的中断

5. 对于拒绝有创抢救（DNR/DNI）的患者不失为一种选择

6. 应用劳拉西泮缓解应用 CPAP 患者的焦虑状态时，还需警惕劳拉西泮可能会导致呼吸抑制

E. 心源性休克的处理

院前/急诊室

1. 评估患者循环状态及生命体征，包括意识水平，如病情需要及环境允许则反复评估

2. 应用血管收缩药物（去甲肾上腺素）或变力性/血管收缩药（多巴胺）；

如果收缩压低于 70mmHg：

○ 开始静脉滴注去甲肾上腺素，起始速率为 0.5～1.0μg/min，调整滴注速率最大至 30μg/min，将患者收缩压升至 70～100mmHg。

注意：如遇到以下情况时，可输注多巴胺替代去甲肾上腺素。

收缩压达到 70～100mmHg：仍表现休克体征及症状

○ 起始静脉滴注多巴胺 2.5～5.0μg/(kg·min)，并调整速率最大可至 20μg/(kg·min)，以增加心排血量，升高并维持收缩压在正常范围内。

收缩压达到 70～100mmHg，并无休克体征及症状：

○ 起始静脉滴注多巴酚丁胺 2～5μg/（kg·min），并调整速率最大可至 20μg/（kg·min），以维持收缩压在正常范围

注意：应用血管收缩药期间必须经常监测收缩压以便控制在某一范围之内。如果收缩压升至 100mmHg 以上则可将这类药物减量，如果收缩压降至 90mmHg 以下则需适当将这些药物加量。

急诊室

如果经过最佳药物治疗心源性休克仍难以纠正，则需考虑应用如主动脉内球囊反搏（IABP）等机械辅助装置来改善有效循环状态。